Mirjam Rögner-Schneider

Entspannt durch den Frühling

Fantasievolle Entspannungsübungen für Kinder: Autogenes Training, Progressive Muskelentspannung, Massagen und Meditationen

Illustrationen: Marc Robitzky

Ökotopia Verlag, Münster

Impressum

Autorin: Mirjam Rögner-Schneider
Lektorin: text.[Marke] Katja Müllenmeister, Hamburg
Illustrationen: Marc Robitzky
Satz: Hain-Team, Bad Zwischenahn
ISBN: 978-3-86702-145-6

1. Auflage

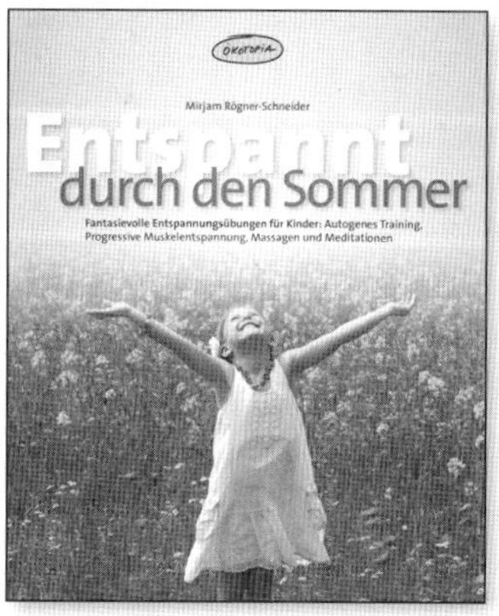

Weiterführende jahreszeitliche Entspannungsangebote finden Sie in diesem Buch:
Mirjam Rögner-Schneider:
Entspannt durch den Sommer
Fantasievolle Entspannungsübungen für Kinder: Autogenes Training, Progressive Muskelentspannung, Massagen und Meditationen
ISBN 978-3-86702-146-3

Inhalt

Entspannung – für Körper und Seele . . . 4

Wissenswertes über Entspannung . . . 6
- Autogenes Training (AT) . . . 6
- Progressive Muskelentspannung (PME) . . . 9
- Meditation . . . 11
- Partnermassagen . . . 12
- Körperfühlübungen . . . 12
- Vorbereitung und Durchführung der Gruppenstunde . . . 13

Lilly Buschwindröschen im Wald . . . 15

Bruno Kirschbaum im Garten von Frau Larin . . . 20

Miguel Maulwurf tief unter der Erde . . . 26

Klara Kohlmeise baut ein Nest . . . 32

Ostern mit Hase Hannibal . . . 37

Die Tulpen blühen . . . 42

Vom Löwenzahn zur Pusteblume . . . 47

Zilly Zitronenfalter flattert durch die Lüfte . . . 51

Iwan Igel im Garten von Frau Larin . . . 55

Berta Blindschleiche beim Sonnenbaden . . . 61

Riese Bodo in den Bergen . . . 66

Arabella, die Baumfee . . . 71

Anhang . . . 76
- Register . . . 76
- Die Autorin . . . 77
- Der Illustrator . . . 77

Entspannung – für Körper und Seele

„Fantasie ist wichtiger als Wissen“ (Albert Einstein)

Diese Worte von Albert Einstein dienen als Leitsatz für die nachfolgenden Entspannungsübungen. Als kluger Mann hat Einstein schon sehr früh erkannt, dass mit Wissen alleine die Welt nicht zu verändern ist. Visionen bringen Veränderungen. Und diese entstehen als Erstes in der Fantasie. Denn gäbe es keine Fantasie, wir würden heute nicht mit Flugzeugen fliegen oder den Weltraum bereisen. Wir hätten keine Computer oder kein Kino. All dies waren fixe Ideen, geboren in der Fantasie und verwirklicht in der Realität.

Kinder brauchen Raum und Zeit für Träume und verrückte Ideen. Sie brauchen Zeit, um ihr Leben mit allen Sinnen zu genießen. Dabei sind sie aufgrund zunehmender Leistungsanforderungen in der Schule, Reizüberflutungen durch Medien und Computerspiele und durch familiäre Spannungssituationen – ohne dass Eltern dies wollen – heute häufig einem Dauerstress ausgesetzt. Draußen herumtoben, Geschichten vorlesen oder gemeinsam in der Familie spielen – Zeiten also, in denen Kinder gemeinsam mit anderen abschalten können und zu sich finden – kommen häufig zu kurz. Dies führt nicht selten zu Verhaltensauffälligkeiten wie Konzentrationsschwierigkeiten, Leistungsabfall, Aggressionen, Ängsten, Schlafstörungen und Schulproblemen. Es ist daher an der Zeit, nicht immer nur zu fordern, sondern einfach zu geben und den Kindern auf sinnvolle Art und Weise Zeit zu schenken. Ein Kind braucht Wärme, Nähe und eine Ruheoase in dieser hektischen Zeit.

Entspannungsübungen helfen Kindern, sich einen Raum der Ruhe und des Rückzuges zu schaffen. Sie wirken sich positiv auf den Gesamtorganismus aus und unterstützen Kinder, ihren Alltag leichter zu bewältigen. Durch Stress, innere Anspannung oder zu langes Sitzen ist der Körper oft, ohne dass man sich dessen bewusst ist, sehr verspannt. Durch gezielte Entspannungsübungen wie z. B. Progressive Muskelentspannung gelingt es, diese Verspannung zu erkennen und aufzulösen. Der Körper fühlt sich freier und lockerer an. Die neu gewonnene Energie und Ausgeglichenheit trägt zu einem besseren Körperbewusstsein und größerer Leistungsfähigkeit bei – kleine „Klippen des Lebens können so besser umschifft werden“. Außerdem fördern sie den sorgsamen Umgang mit anderen Kindern und das Sozialverhalten.

Dieses Buch gibt konkrete Anleitungen zu fantasievollen Entspannungsübungen mit Kindern. Der Schwerpunkt liegt auf Autogenem Training, Progressiver Muskelentspannung, Massage und Meditation. Alle Übungen sind eingebettet in kindgerechte Geschichten, damit sich die Kinder besser auf die Entspannung einlassen können. Ergänzende Körperfühlübungen unterstützen die Kinder dabei, ihren Körper bewusst wahrzunehmen und Bewegungsabläufe des Körpers besser kennenzulernen. Passende Bastelideen oder Rezepte runden das Angebot ab und dienen als witzige Beilage, um die Geschichten zu vertiefen. Das Besondere am Buch: Eine „Hauptperson" (z. B. Lilly, das Buschwindröschen) begleitet die Kinder durch das ganze Kapitel.

Der thematische Schwerpunkt liegt in diesem Band auf Entspannungsübungen für den Frühling: Die Kinder werden aufmerksam auf typische jahreszeitliche Abläufe und lernen so spielerisch viel dazu: Beispielsweise fühlen sie gemeinsam mit Lilly, dem Buschwindröschen dem Neuerwachen des Waldes im Frühjahr nach – riechen und fühlen das Moos und genießen die ersten Sonnenstrahlen –, begleiten Arabella, die Baumfee, die den Bäumen neue Lebensenergie einhaucht, damit sie von Neuem blühen, und erleben Iwan, den Igel, wie er gemeinsam mit seiner Freundin Isolde nach langem Winterschlaf den Garten der alten Frau Larin neu entdeckt.

Dem allen liegt ein Stundenkonzept zugrunde. Jedes der zwölf Kapitel enthält daher Anregungen für eine komplette Entspannungsstunde, die jeweils aufeinander abgestimmt sind: im ersten Stundenkonzept z. B. eine Kombination von Autogenem Training, einer Massage und der Moosmeditation. Es ist aber nicht nötig, jedes Mal das gesamt Stundenkonzept „durchzuarbeiten". Je nach Wunsch können nur einzelne Elemente zum Einsatz kommen. Jedem Element sollte aber ausreichend Zeit eingeräumt werden, damit es auch wirklich zu der gewünschten Entspannung bei den Kindern kommt: In der Ruhe liegt die Kraft!

Alle Übungen und Anregungen sind ohne viel Aufwand durchzuführen und eignen sich daher sowohl für Gruppen (Kindergarten oder Schule) als auch für das familiäre Umfeld. In einem einführenden ersten Kapitel werden die verschiedenen Entspannungstechniken vorgestellt – beispielhaft werden hier vor allem das Autogene Training und die Progressive Muskelentspannung mit Kindern durchgespielt. Eine Anwendung dieser Techniken wird so auch für den bisher unerfahrenen Anwender leicht möglich.

Das Wichtigste: Die Erfahrung zeigt, Kinder nehmen mit Begeisterung an den Entspannungsübungen teil – werden ausgeglichener und schöpfen neue Kräfte für die Entdeckung ihrer Welt. Und auch als Erwachsene können sie auf das Gelernte zurückgreifen und so Stresskrankheiten besser und schneller vorbeugen.

Viel Spaß bei der Umsetzung mit den Kindern!

Die Autorin

Wissenswertes über Entspannung

Viele Entspannungsmethoden sind sehr lernintensiv, allen voran das Autogene Training, was bei Kindern oftmals ein Problem darstellt. – Die Einbettung im Buch in fantasievolle Geschichten erleichtert den Kindern, sich zu entspannen. Hierbei dürfen aber nicht zu hohe Ansprüche an die Kinder gestellt werden. Es ist viel Geduld erforderlich. Kinder entspannen anders als Erwachsene. Sie liegen selten still und sie wollen schon gar nicht immer die Augen schließen. Das ist vollkommen in Ordnung. Wenn das Kind mit offenen Augen entspannen will, warum nicht? Eine Kerze auf einem bunten Tuch, ein paar zur Geschichte passende Gegenstände dekorieren, das schafft eine stimmungsvolle Atmosphäre. So können die Kinder während der Geschichte ruhig in die Flamme der Kerze schauen und die Gegenstände betrachten. Nun lauschen sie entspannt und ohne Druck der Geschichte.

Während das Autogene Training zwischen verschiedenen Komponenten (Wärme, Schwere etc.) wechselt, wird in der Progressiven Muskelentspannung immer auf denselben Ablauf zurückgegriffen, da Wiederholungen sich bei Kindern besser einprägen und Abläufe so leichter abgerufen werden können. Der Schwerpunkt der Meditation hingegen liegt vor allem auf Konzentration, Schärfung der Sinne und Ruhe. Im nachfolgenden Erklärungsteil wird genauer auf die einzelnen Methoden eingegangen.

Wichtig für alle Entspannungstechniken ist eine ruhige und angenehme Atmosphäre.

Autogenes Training (AT)

Autogenes Training wurde in den 20er Jahren in Berlin von dem Neurologen und Psychiater Johannes Heinrich Schultz auf der Grundlage der Selbsthypnoseuntersuchung entwickelt. Er fand heraus, dass Patienten nach hypnotherapeutischen Sitzungen in der Lage waren, bestimmte Körperfunktionen und -empfindungen, die normalerweise nicht willentlich steuerbar sind, autosuggestiv zu beeinflussen. Das heißt, dass man allein durch Konzentration bestimmte Körperabläufe (Blutkreislauf, Herzschlag etc.) steuern kann, die normalerweise automatisch, ohne Steuerung von außen ablaufen. Auf dieser Erkenntnis baut das AT auf.

Autogenes Training kann, in Geschichten verpackt, mit Kindern ab 3 Jahren durchgeführt werden. Natürlich werden sich die Kleinen nicht so gut konzentrieren können wie ältere Kinder. Wichtig ist, dass es den Kindern gefällt und sie eine positive Grundeinstellung gegenüber Entspannung bekommen.

Um den Kindern die Formeln des AT näherzubringen, werden vor den jeweiligen Geschichten die darin enthaltenen Formeln angesprochen. Folgende Erklärungen sind dabei sehr hilfreich und machen den Kindern verständlich, dass sie die Geschichten „nachfühlen" müssen, um ein Entspannungsgefühl zu erreichen.

Elemente des AT

Ruheformel: *„Ich bin vollkommen ruhig …"* (Symbol: Spiegel oder Teelicht)
Für Kinder: *„Stell dir vor, wie alles um dich herum ganz ruhig wird. Kein Geräusch ist zu hören. Du entspannst dich und stellst dir vor, dass dich nichts mehr stören kann."*

Schwereformel: *„Alles an mir ist ganz schwer …"* (Symbol: Stein)
Für Kinder: *„Sicher kennst du das Gefühl, wenn du lange gelaufen bist. Deine Beine sind danach ganz schwer. Oder du hast über eine weite Strecke deine Schultasche geschleppt. Deine Arme fühlen sich richtig schwer an. Stell dir einfach bei dieser Übung etwas ganz Schweres vor wie z. B. einen Stein."*

Wärmeformel: *„Mir wird wohlig warm …"* (Symbol: Sonne oder gelbes Tuch)
Für Kinder: *„Bestimmt kennst du das Gefühl, wenn im Sommer die Sonne vom Himmel scheint. Die Sonnenstrahlen wärmen deinen Körper. Oder du stellst dir ein großes Lagerfeuer vor, mit lustig flackernden Flammen."*

Atemformel: *„Der Atem geht ruhig und gleichmäßig …"* (Symbol: Feder oder blaues Tuch)
Für Kinder: *„Vielleicht warst du schon einmal am Meer. Stell dir das ruhige und gleichmäßige Schlagen der Wellen vor, wie sie an den Strand heranrollen. Wenn dir das schwer fällt, stell dir einfach den Wind vor, wie er ruhig und gleichmäßig weht, durch das Gras einer Sommerwiese bläst und die Halme sich sanft biegen. Genau so ruhig atmest du ein und aus."*

Herzformel: *„Das Herz schlägt ruhig und gleichmäßig …"* (Symbol: rotes Herz oder Tuch)
Wird in diesem Buch nicht angewandt (s. S. 8).

Sonnengeflecht: *„Der Bauch wird wohlig warm …"* (Symbol: Kugel oder Dekorationsstein in Gelb)
Für Kinder: *„Bestimmt hast du schon einmal heißen Tee getrunken oder eine Wärmflasche auf deinen Bauch gelegt. Hier liegt dein Sonnengeflecht. Stelle dir vor, wie der warme Tee nach unten in deinen Bauch fließt."*

Kopfformel: *„Die Stirn wird angenehm kühl …"* (Symbol: Wasserschälchen)
Wird in diesem Buch nicht angewandt.

In den Geschichten werden die Elemente Ruhe, Schwere, Wärme, Atem und Sonnengeflecht angewandt. Sie sind für Kinder gut nachvollziehbar. Bei der Herzformel kommt es vor, dass Kinder über das eigene Herzgeräusch erschrecken, deswegen wird dieses Element weggelassen. Im Entspannungszustand schlägt das Herz automatisch ruhig und gleichmäßig.

Während der Geschichten sollte im Hintergrund leise Entspannungsmusik laufen.

Bevor die AT-Geschichte vorgelesen wird, ist es wichtig, den Kindern eine kurze Information über die Geschichte zu geben.

Beispiel: AT-Geschichte „Lilly, das Buschwindröschen"

Spielleitung: *„Unsere heutige Entspannungsgeschichte handelt von einem kleinen Buschwindröschen. Sie blühen ganz früh im Jahr und haben weiße Blütenblätter. Hier habe ich euch eines mitgebracht (oder nur ein Bild), damit ihr es euch besser vorstellen könnt. In der Geschichte kommen die Elemente Ruhe, Schwere und Wärme vor. Während ich die Geschichte vorlese, schlüpft ihr in die Rolle des kleinen Buschwindröschens und spürt, wie ruhig es im Wald ist, wie schwer eure Blätter werden und wie warm die ersten Sonnenstrahlen sich anfühlen. Danach unterhalten wir uns noch ein wenig über die Geschichte."*

Nach der Entspannungsphase folgt die **Rücknahme.** Sie ist von großer Bedeutung. Die Kinder müssen sich richtig recken und strecken. Erfolgt keine ausreichende Rücknahme, bleibt ein leichtes Trancegefühl zurück, da der Kreislauf nicht richtig in Schwung kommt. Dies gilt übrigens bei allen Entspannungsmethoden. Die Rücknahmeformel mit den Zahlen dient zum besseren Einprägen der einzelnen Rücknahmeschritte.

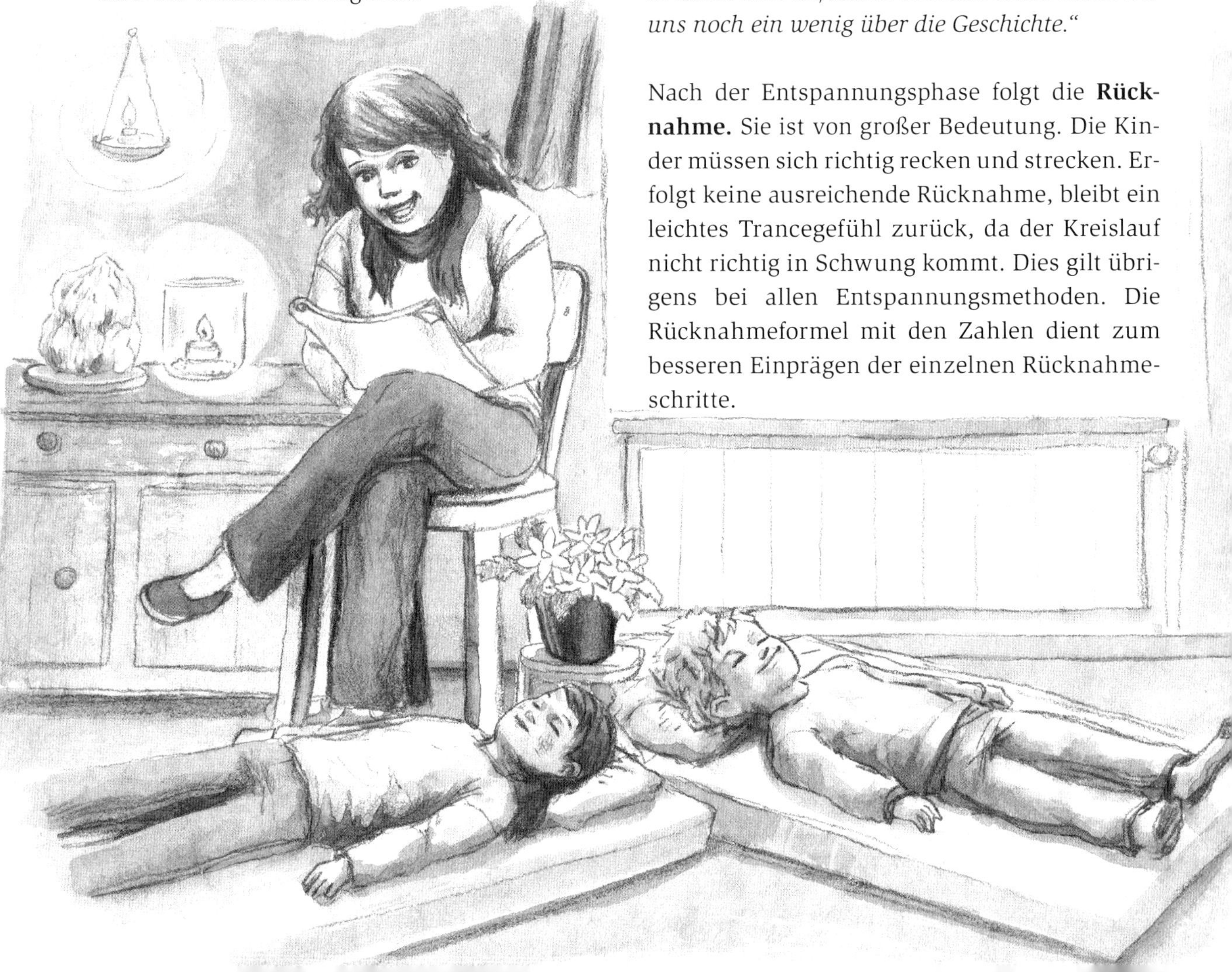

Progressive Muskelentspannung (PME)

PME wurde von dem schwedischen Arzt Edmund Jacobson, der zu Beginn des 19. Jahrhunderts in die USA emigrierte, an der Harvard Universität entwickelt und gelehrt. Jacobson erkannte, dass durch das Anspannen und abrupte Lösen einzelner Muskelgruppen nachweislich eine verbesserte Entspannung – sowohl psychisch als auch physisch – erreicht werden kann.

PME ist auch für Kinder eine erlernbare Entspannungsmethode, da sie dem natürlichen Bewegungsdrang der Kinder entgegenkommt. Für Kinder ist es dabei leichter, wenn die PME in eine Geschichte verpackt ist. Das macht sie anschaulicher und gleichzeitig auch spannender. So wird es nicht eintönig und die Bewegungsabläufe prägen sich leichter ein. Den Kindern wird vor der Übung der genaue Ablauf gezeigt, damit sie später der Geschichte besser folgen können und sichergestellt ist, dass sie die einzelnen Schritte verstanden haben.

Progressive Muskelentspannung lässt sich i. d. R. erst mit Kindern ab 4 Jahren, besser älter, durchführen. Dennoch kann es in Einzelfällen oder bei guter Vorbereitung möglich sein, dass auch 3-Jährige bereits die Abläufe lernen. Allerdings wird das in Gruppen schwer zu realisieren sein. Eine Möglichkeit ist es, zuerst mit den „Großen“ zu üben, und die dürfen dann den „Kleinen“ vorführen, was sie gelernt haben. Kinder lernen vor allem mit den Augen.

Bei der PME liegen die Kinder auf dem Rücken, die Hände neben dem Körper. Beim ersten Mal wird es etwas schwierig werden, da die Kinder zuerst den Bewegungsablauf umsetzen müssen. Aber bereits nach drei- oder viermaliger Übung fällt es ihnen leicht, selbst auf die Übungen zurückzugreifen, da sich der Ablauf immer wiederholt. Die Kinder brauchen genügend Zeit, um den Übungen nachzuspüren. Sie sollen ihre Arme, das Gesicht, den Rücken, den Bauch, den Po und die Beine spüren, d. h., es muss immer genügend Zeit zwischen den einzelnen Komponenten gelassen werden. Die Pausen werden im Buch angezeigt. Auch hier gilt: ob Augen offen oder geschlossen, völlig egal.

Als Kurzübung der PME dient oftmals die Ganzkörperanspannung. Vor allem vor Klassenarbeiten, Wettkämpfen oder sonstigen öffentlichen Auftritten hilft es, einmal kurz den ganzen Körper anzuspannen und wieder zu lösen. Schon fällt ein Großteil der Anspannung ab, die Muskeln werden lockerer und entspannter. Bei regelmäßiger Übung der PME merken die Kinder bald selbst, welche Muskelgruppe verspannt ist, und können sie gezielt lockern.

Rohfassung PME

1. Schritt Arme: Es werden entweder beide Arme gleichzeitig oder einer nach dem anderen angespannt. Die Hände werden zu Fäusten geballt, der Unterarm angewinkelt und der Oberarm auf die Unterlage gedrückt.

2. Schritt Gesicht: Darauf achten, dass niemand die Zähne zusammenbeißt!
Alle Muskeln im Gesicht werden angespannt. Die Nase wird gerümpft, die Augenbrauen zusammengezogen, die Lippen aufeinandergepresst und die Stirn gerunzelt. Hier hilft es meist, sich vorzustellen, man beißt in eine saftige, saure Zitrone. Auch eine gute Möglichkeit, um zu verhindern, dass die Kinder die Zähne zusammenbeißen, ist, sie die Zunge herausstrecken zu lassen.

3. Schritt Schultern, Bauch und Po: Die Schultern werden nach unten auf die Unterlage gedrückt, der Bauchnabel eingezogen (Bauch anspannen) und die Pobacken fest zusammengepresst.

4. Schritt Beine: Es werden entweder beide Beine gleichzeitig angespannt oder eines nach dem anderen. Die Zehen werden zur Nasenspitze gezogen und das gestreckte Bein auf den Boden gedrückt.

5. Schritt ganzer Körper: Das große Finale.
Alles gleichzeitig anspannen, die Arme, das Gesicht, Schultern, Bauch, Po und Beine.

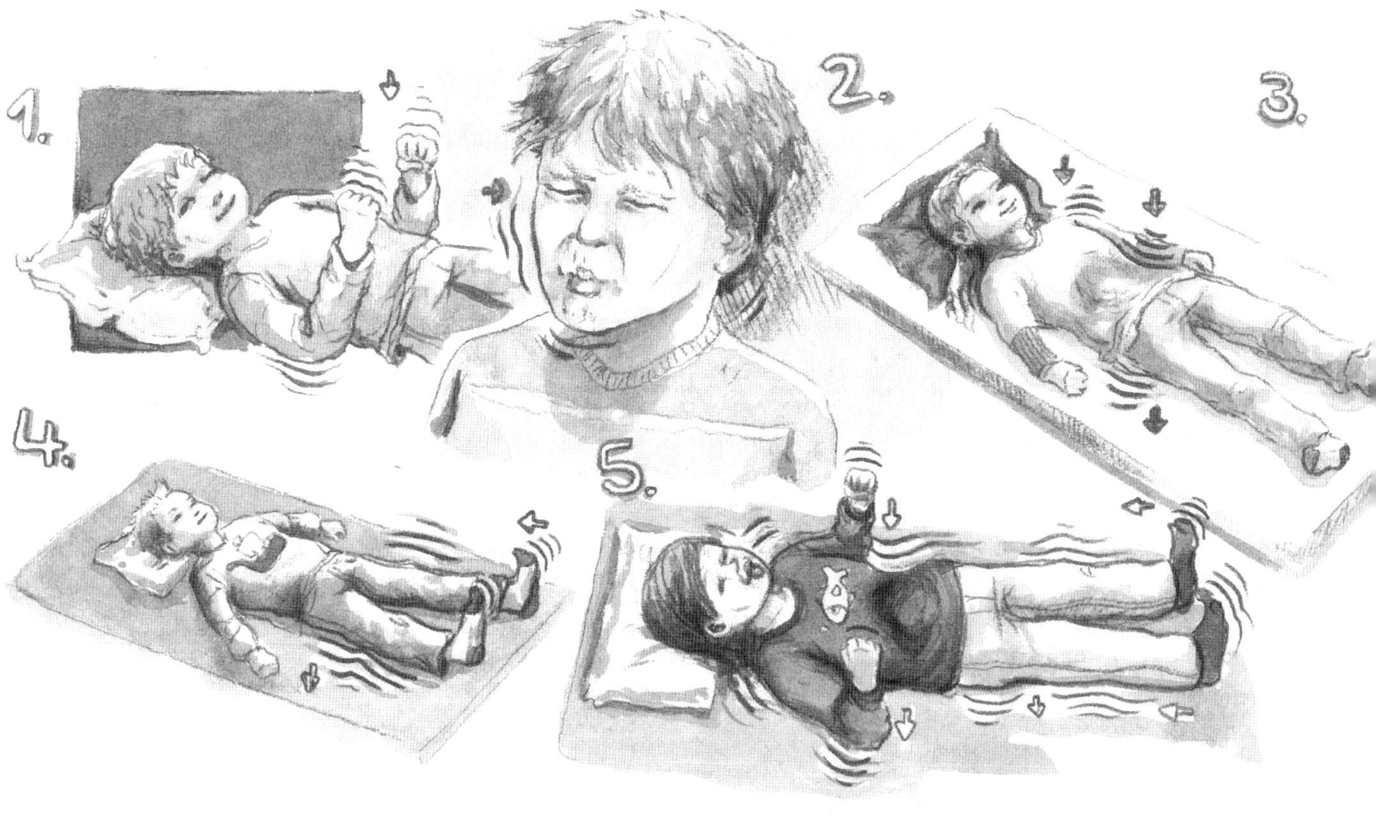

Tipps

- Bevor mit den Kindern die erste PME durchgeführt wird, sollte die Spielleitung es selbst ausprobieren. Nur so kann sie die Übungen auch gut erklären.
- Bevor mit den Kindern das erste Mal eine PME durchgeführt wird, ist es zudem sinnvoll, die Rohfassung mit ihnen durchzusprechen und diese auch vorzuführen. So erhalten sie einen Einblick in die Bewegungsabläufe und die Umsetzung fällt ihnen leichter.
- Es sollte darauf geachtet werden, dass die Kinder wirklich erst bei dem Wort *„Jetzt"* anspannen. Es kann danach leise oder laut bis 5 gezählt werden, bevor die Kinder loslassen und sich entspannen.
- Die Kinder sollten zudem nicht zu fest anspannen. Viele Kinder neigen dazu, ihre Kräfte hier zu überschätzen.
- Das stetige Wiederholen der Übungen hilft, um die Abläufe zu automatisieren. Nicht aus der Ruhe bringen lassen, wenn es beim ersten Mal nicht so perfekt klappt, Hauptsache es macht den Kindern Spaß!

Meditation

Meditation bedeutet, sich ganz auf das „Hier und Jetzt" zu konzentrieren. Sie trägt dazu bei, ein Gleichgewicht zwischen rechter und linker Gehirnhälfte zu schaffen. Meditieren hilft dabei, „loszulassen" und „geschehen zu lassen". Menschen aus allen großen Religionen wie Buddhismus, Islam, Hinduismus und Christentum meditieren seit Jahrhunderten, um innere Harmonie und spirituelle Erleuchtung zu finden. Schon früher wusste man, durch Meditation wird das Selbstwertgefühl gehoben und die Konzentrationsfähigkeit gesteigert. Klinische Studien beweisen, dass durch Meditation verschiedene Krankheiten positiv beeinflusst werden können (z.B. Migräne, Angstzustände, Schlafstörungen).

Es gibt viele verschiedene Arten der Meditation: Atemmeditation, Astralreise, Mantrameditation, Affirmationsmeditation, Meditation im Gehen und Stehen, Lautmeditation, Tanzmeditation, Spiegelmeditation, Naturmeditation, Zenmeditation, Lichtmeditation u. v. m.

Für dieses Buch wurden kindgerechte Meditationen zum Fühlen, Schmecken, Riechen oder Sehen ausgewählt, die dem Entwicklungsstand und den Interessen der Kinder entsprechen.

Meditationen können mit Kindern ab 3 Jahren durchgeführt werden. Wichtig ist, keine zu hohen Ansprüche zu stellen. Beim Schließen der Augen wird meist geschummelt und beim Fühlen sind Kinder in diesem Alter noch etwas unbeholfen.

Partnermassagen

Streicheleinheiten und Zärtlichkeiten gehören zum Grundbedürfnis eines jeden Menschen – also auch eines jeden Kindes. Sie sind Vitamine für die Seele und den Körper. Durch Massage entsteht eine tiefe Entspannung beim Kind, sie beruhigt die Nerven und verbessert so die Lebensqualität. Das steigert das Selbstwertgefühl und führt dazu, dass negative Gedanken ihre Bedeutung verlieren.

Allerdings sollten diese massagebedingten Berührungen nur mit Zustimmung des Kindes stattfinden. Es gilt: Massagen nur mit Erlaubnis! Jeder darf über seinen Körper bestimmen und hat das Recht, *„nein“* zu sagen.

Bei Massagen handelt es sich um sanfte, gleichmäßige und fließende Bewegungen. In der Regel lieben Kinder diese Berührungen. Allerdings gibt es auch immer wieder Kinder, die am Anfang nicht dafür zu begeistern sind. Hier kann ein kleiner Trick angewendet werden. Das Kind führt die Massage z. B. an einem Kuscheltier durch. So bekommt es ein Gefühl für die Berührungen und verliert die Scheu vor dem „Unbekannten“.

Massagen vermitteln Kindern zudem Nähe, Geborgenheit und ein körperliches Wohlgefühl. Das ist gerade in der heutigen Zeit sehr wichtig. Bei Partnermassagen lernen die Kinder, aufeinander Rücksicht zu nehmen, aber auch gleichzeitig Vertrauen zueinander zu fassen und Berührungsängste zu verlieren. Denn schließlich muss schon ein bestimmtes Vertrauensverhältnis bestehen, um sich von einem anderen Kind massieren zu lassen. Oftmals gibt es Kinder, die in ihren Bewegungen noch sehr unbeholfen sind und ungewollt zu fest zudrücken. Gerade für diese Kinder bieten sich Massagen an, um ein Defizit in der Motorik auszugleichen. Hierdurch lernen sie, die eigene Kraft besser einzuschätzen. Zusätzlich wird das Zusammenspiel zwischen Hören, Verarbeiten und Anwenden gefördert. Wichtig ist, dass die Kinder sowohl massieren als auch selbst massiert werden, um ein Gespür für die Bewegungen zu entwickeln.

In der Regel liegt ein Kind beim Massieren mit dem Bauch auf dem Boden, die Arme liegen locker neben dem Körper. Alternativ sitzt es vor dem Kind, das massieren soll, und streckt ihm den Rücken zu. Schuhe werden ausgezogen, Socken dürfen anbehalten werden!

Körperfühlübungen

Im Buch sind auch einige Körperfühlübungen (Eutonie) enthalten. Sie dienen dazu, dem Kind den eigenen Körper näherzubringen, ihn nicht als etwas Alltägliches zu sehen. Hier wird dem Kind bewusst gemacht, wie sich die einzelnen Körperteile anfühlen, was für Bewegungsabläufe im Körper vor sich gehen.

Körperfühlübungen sind für alle Kinder wichtig. Die jeweiligen Altersangaben zu den Übungen werden direkt vor der Übung angegeben, wobei im Einzelfall auch davon abgewichen werden kann.

Vorbereitung und Durchführung der Gruppenstunde

Eine **Gruppenstunde** dauert **ca. 45 Minuten.** Wenn zusätzlich gekocht wird, dauert es meist etwas länger. Insgesamt sollte eine **Gruppe dabei aus nicht mehr als 8 Kindern** bestehen, eine **altersgemischte Zusammensetzung** ist möglich. Die Überleitungen zwischen den Übungen sind im Buch beschrieben. Immer ein Kapitel im Buch bildet eine Gruppenstunde.

Vor der Stunde ist sicherzustellen, dass alle benötigten **Materialien** vorhanden sind. Jedes Kind sollte eine weiche Matte haben, auf der es liegen kann. Noch besser ist eine zusätzliche Decke zum Zudecken. Während des Autogenen Trainings, der Progressiven Muskelentspannung und den Meditationen ist es schön, wenn im Hintergrund leise Entspannungsmusik läuft. Grundsätzlich ist dies aber kein Muss!

Da gerade bei Kleingruppen die Kinder meist im Kreis liegen, kann hier die **Mitte des Kreises entsprechend der Geschichte dekoriert werden.** Es bieten sich eine Kerze, verschiedenfarbige Tücher und anderes thematisch passendes Dekorationsmaterial (z. B. ein Buschwindröschen passend zu Stundenbild 1 oder Zweige zu Stundenbild 2) an.

Zu Beginn der Gruppenstunde setzen sich alle Kinder gemeinsam mit der Spielleitung in einem Kreis um die dekorierte Mitte. Zuerst haben die Kinder die Möglichkeit, etwas zu erzählen, was sie beschäftigt. Danach fällt es ihnen leichter, ruhig zu liegen. Im Anschluss an die **Gesprächsrunde** wird kurz erklärt, welches **Gruppenstundenthema** heute an der Reihe ist (z. B. „*Die heutige Gruppenstunde handelt von einem Buschwindröschen. Das ist ein Frühblüher und hat weiße Blüten …*“, siehe Stundenbild 1, S. 15).

Der Anfang einer Gruppenstunde kann folgendermaßen ablaufen:

Spielleitung: „*Hat jemand etwas, das er noch erzählen möchte, bevor wir mit der Gruppenstunde beginnen?*“ Mehrere Kinder werden sich melden.

Spielleitung: „*Ich habe hier einen Stein (oder etwas anderes). Nur das Kind mit dem Stein in der Hand erzählt. Alle anderen sind so lange still.*“ Ein Kind erhält den Stein.

Spielleitung: „*Du darfst nun zwei Minuten erzählen, danach erhält ein anderes Kind den Stein. Jeder ist nur einmal an der Reihe.*“

So wandert der Stein von Hand zu Hand und jedes Kind erzählt. Das hat den Vorteil, dass die Kinder danach ruhiger sind und sich besser konzentrieren. Gleichzeitig lernen sie, Rücksicht zu nehmen und zuzuhören.

Auch ein **Anfangsritual** wie z. B. „*Wir sind jetzt still, der Mund ist zu*“ (Hand über den Mund legen), „*Die Ohren sperren wir weit auf*“ (Hände hinter die Ohren legen), „*Zappelnde Arme und Beine liegen jetzt still auf dem Boden*“ (Mit Armen und Beinen kurz zappeln) kann sinnvoll sein. Jetzt legen sich die Kinder hin.

Tipps für die Durchführung

- Die Texte werden mit ruhiger Stimme langsam vorgelesen. Bitte nicht schnell oder hektisch werden. Die Kinder merken dies sofort.
- Es sollte eine stimmungsvolle Umgebung geschaffen werden (kein Fernseher, Handy, Radio etc.). Da die Geschichten auch als Einschlafhilfe dienen, bietet es sich an, die Kinder gleich auf die jeweilige Schlafunterlage zu legen (z. B. Betten oder Matrazen, Iso-Matten).
- Die Kinder brauchen Zeit, um sich eine bequeme Position zu suchen, und sie werden nicht die ganze Zeit still liegen. Hier braucht es viel Geduld.
- Nicht jedes Kind ist gleich weit in seiner Entwicklung. Die Altersangaben in den Übungen können nur eine grobe Richtlinie sein.
- Nicht alle Übungen klappen sofort. Jüngere Kinder brauchen manchmal länger, um die Übungsabläufe zu verinnerlichen.
- Bei den Massagen gilt grundsätzlich: keine ruckartigen Bewegungen. Alles ist fließend! Und auch hier den Kindern viel Zeit zum Spüren lassen.

Am **Ende der Entspannungsstunde** ist es gut, mit den Kindern über die Inhalte der nächsten Stunde zu sprechen, damit sie sich bereits darüber informieren können (z. B. *„Die nächste Entspannungsstunde handelt von dem Igel Iwan“*, siehe Stundenbild 9, S. 55). *Fragt zu Hause eure Eltern und Geschwister, was sie über Igel wissen. Vielleicht habt ihr auch ein Buch über Igel, in dem ihr nachschauen könnt. Und wenn wir nächste Woche die Entspannungsstunde halten, darf jeder, der möchte, zwei Minuten über Igel erzählen.“*).

Oftmals entwickeln Kinder während der Gruppenstunde neue Ideen zu dem jeweiligen Thema. Hier gilt es, offen für Neues und flexibel zu sein. Vielleicht ist es möglich, die Ideen mit in die Gruppenstunde einzubinden. Kindern gibt es viel Selbstbewusstsein, wenn ihre Ideen ernst genommen und auch realisiert werden.

Lilly Buschwindröschen im Wald

Wenn der Frühling einzieht in den Wald, erwachen Tiere und Pflanzen aus ihrem Winterschlaf: Ein Teppich aus weißen, sternenförmigen Blüten überzieht den Waldboden und macht Lust auf ausgedehnte Waldspaziergänge. Es ist das Buschwindröschen, das – als Frühblüher – jetzt seine ganze Pracht entfaltet und sich gemeinsam mit dem Moos den Waldboden teilt.

Im Autogenen Training begleiten die Kinder Lilly, das kleine Buschwindröschen auf seiner Suche nach Freunden, spüren dem Wachsen von Lilly durch die anschließende Massage nach und riechen und fühlen den Waldboden in der Moosmeditation.

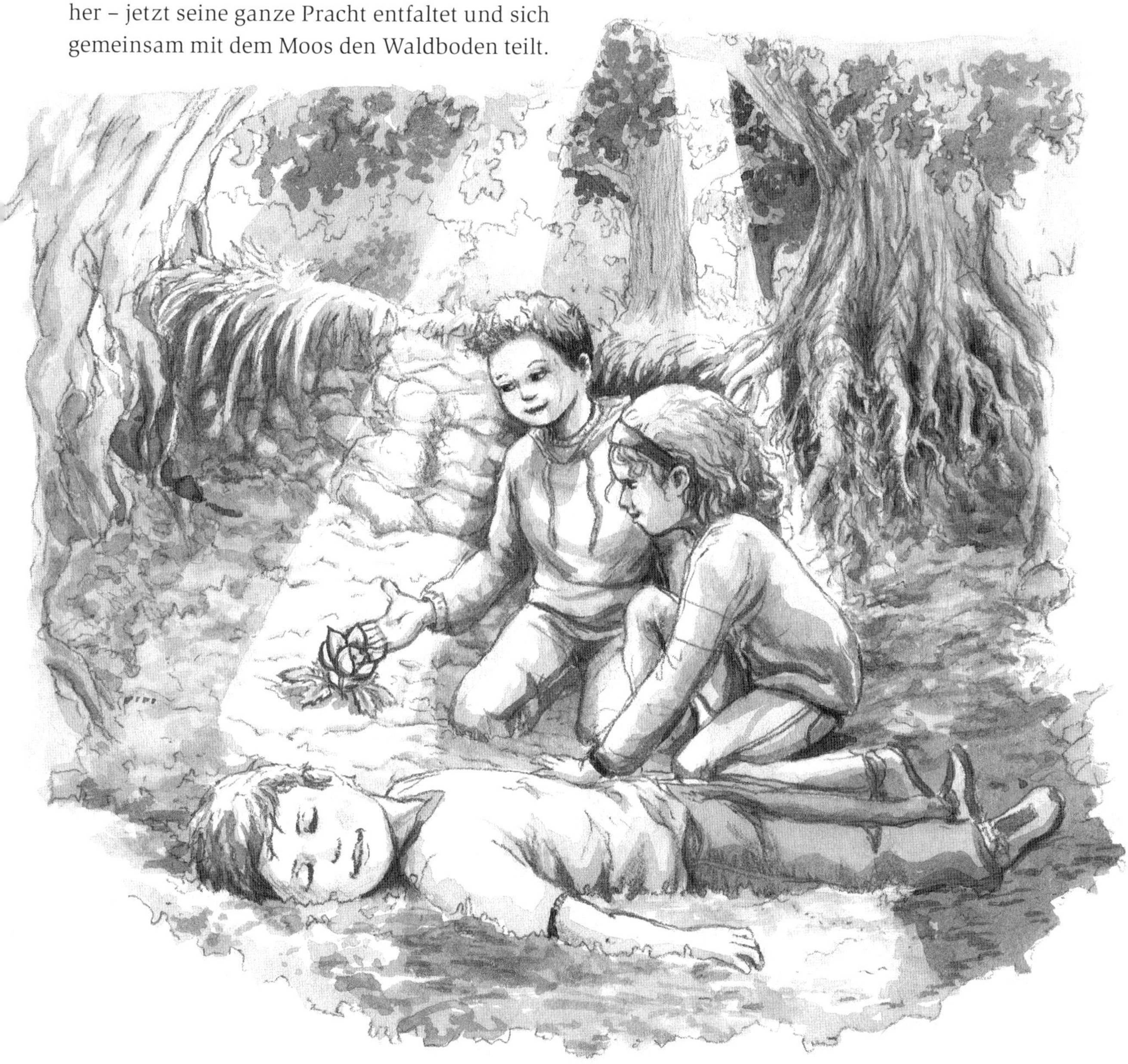

Das einsame Buschwindröschen (AT)

Alter: ab 3 Jahren
Material: 1 Matte und Decke pro Kind, evtl. 1 Buschwindröschen als Dekoration

Die Kinder machen es sich auf den Matten bequem, so, wie sie am besten entspannen können – liegend, mit geöffneten oder geschlossenen Augen. Die Spielleitung fordert die Kinder auf, zuerst dreimal tief ein- und auszuatmen, dann wieder normal weiterzuatmen, und liest folgende Geschichte vor:

Lilly ist ein kleines Buschwindröschen. Sie hat wunderschöne, weiße Blütenblätter wie alle Buschwindröschen. An einem sonnigen Frühlingstag öffnet Lilly zum ersten Mal ihre Blüten und schaut sich die Welt an. Sie erblickt hohe Bäume, knorrige Wurzeln und weiches, sattgrünes Moos um sich herum. Das kleine Buschwindröschen steht mitten im Wald.

(Ruheformel)
Im Wald ist es ruhig und friedlich.
Zwischen den Bäumen ist kein Laut zu hören.
Es ist still und friedlich.

Lilly gefällt es hier sehr gut. Das Moos um sie herum ist weich und wärmt sie noch ein wenig in den kalten Nächten. Die Vögel zwitschern hoch oben in den Bäumen und ab und zu fällt ein Sonnenstrahl durch die Kronen der Bäume und kitzelt ihre weißen Blütenblätter. Das kleine Buschwindröschen könnte mit ihrem Leben zufrieden sein. Dennoch ist es sehr, sehr traurig.

(Schwereformel)
Traurig lässt es die Blütenblätter hängen.
Ihre Blätter fühlen sich bleischwer an.
Schwer und immer schwerer werden die Blätter,
so traurig ist das Buschwindröschen.
Es fühlt sich schwer und müde.

Und warum ist das kleine Buschwindröschen traurig? Weil es alleine ist. Um Lilly herum gibt es nur Moos, dürres Laub und Wurzeln. Keine Blume blüht hier. Wie schön wäre es, mit einem anderen Buschwindröschen zu plaudern. „Wir würden uns lustige Geschichten erzählen und gemeinsam am Abend unsere Blütenblätter schließen“, denkt Lilly. Sie wird immer trauriger und trauriger. Am Morgen hat sie überhaupt keine Lust mehr, ihre Blüten zu öffnen. Kraftlos hängen die Blätter an ihr herunter.

Eines Tages, als Lilly besonders traurig ist, hört sie helle Stimmen durch den sonst so stillen Wald schallen. „Schau mal, Tina“, ruft ein kleiner Junge. „Ich habe ein Buschwindröschen gefunden. Es steht alleine hier, ohne Freunde.“ Die beiden Kinder betrachten Lilly aufmerksam. „Es sieht sehr traurig aus. Schau mal, wie die Blätter herunterhängen“, sagt Tina. Die beiden Kinder überlegen nicht lange. Sie graben das kleine Buschwindröschen aus und nehmen es mit sich. Lilly ist aufgeregt und weiß nicht, was ihr geschieht. Vorsichtig tragen die Kinder sie in ihren Händen. Nach einer Weile halten sie am Rande einer Lichtung an. Lilly traut ihren Augen nicht. Überall weiße Blütenblätter, so weit das Auge reicht. Die Kinder graben ein kleines Loch und setzen das Buschwindröschen vorsichtig hinein. Danach schaufeln sie die Erde wieder über die Wurzeln. Lilly wird freudig von den anderen Buschwindröschen begrüßt. Sie strahlt vor Glück. Sogar die Sonne heißt sie mit ihren warmen, goldenen Strahlen willkommen.

(Wärmeformel)
Lilly wird wohlig warm.
Vor Freude wird Lilly ganz warm.
Die Sonne wärmt das kleine Buschwindröschen.
Wohlige Wärme strömt durch ihre Blütenblätter.

Nun ist alles gut. Die kleine Lilly hat viele Freunde gefunden. Sie erzählen sich stundenlang Geschichten und lachen miteinander. Am Abend aber, wenn sich langsam die Dämmerung über den Wald senkt, dann genießen es die Buschwindröschen, ihre Blütenblätter im sanften Abendwind zu wiegen.

(Atemformel)
Ruhig und gleichmäßig streift der Abendwind durch den Wald.
Das ruhige und gleichmäßige Schaukeln des Windes wiegt die Buschwindröschen in den Schlaf.
Bald atmen alle Buschwindröschen ruhig und gleichmäßig.

Sie schließen ihre Blütenblätter und beginnen zu träumen. Von was sie träumen? Von goldenen Sonnenstrahlen, die durch die Baumwipfel glitzern, von weichem Moos, das sie in der Nacht wärmt, und von dem Zwitschern der Vögel an einem schönen Frühlingstag. *„Kannst du dir vorstellen, wie es ist, im Wald unter Bäumen zu stehen? Träume auch du ein wenig!"*

Zum Einschlafen hier aufhören!

(Rücknahme)
Langsam wird es auch für dich Zeit, zurückzukehren. Ich zähle jetzt langsam von 3 rückwärts. Bei 0 bist du wieder hellwach und voller Energie:

3 Atme einmal tief durch!
2 Balle die Hände zu Fäusten!
1 Recke und strecke dich!
0 Augen auf und du bist hellwach und voller Energie!

Alle Kinder recken und strecken sich. Sie strampeln mit den Füßen und bewegen die Arme, damit sie wieder richtig wach werden.

Überleitung

„Nun habt ihr die Geschichte von Lilly, dem Buschwindröschen gehört. Hat jemand von euch schon einmal ein Buschwindröschen gesehen? Oder kennt ihr andere Blumen, die ganz früh im Jahr blühen?"

– Die Kinder bekommen Zeit zum Erzählen. –

„Nun sucht sich jeder von euch einen Partner und wir gönnen uns gemeinsam eine Buschwindröschenmassage."

Buschwindröschenmassage

Alter: ab 3 Jahren
Material: 1 Matte für jeweils 2 Kinder

Jeweils zwei Kinder tun sich zusammen. Ein Kind liegt auf dem Bauch oder sitzt mit zugewandtem Rücken vor dem anderen Kind. Dieses massiert den Rücken des Kindes nach Vorgabe der Geschichte. Die Spielleitung liest:

Tief versteckt im weichen Moos schlummert Lilly, das Buschwindröschen. (Hinweis für die Kinder: *„Mit den Handflächen auf den Rücken drücken."*)

Als es wärmer wird, beginnt Lilly zu wachsen. (Hinweis für die Kinder: *„Mit den Handflächen von unten nach oben streichen."*)

Immer größer und größer wird sie. (Hinweis für die Kinder: *„Mit den Handflächen von unten nach oben bis über die Schultern streichen."*)

Die Sonne schickt ihre warmen Strahlen, damit das kleine Buschwindröschen schneller wachsen kann. (Hinweis für die Kinder: *„Mit gespreizten Fingern von oben nach unten über den Rücken streichen."*)

Auch der Wind heißt sie willkommen und streicht kräftig mit seinen Windhänden durch ihre Blütenblätter. (Hinweis für die Kinder: *„Rücken kneten."*)

Doch Lilly ist sehr traurig und lässt die Blätter hängen. (Hinweis für die Kinder: *„Mit den Handflächen fest von oben nach unten streichen."*)

Da kommen die Kinder und graben sie aus. (Hinweis für die Kinder: *„Rücken kneten."*)

Vorsichtig tragen sie sie an eine Lichtung und setzen sie dort wieder in die Erde. (Hinweis für die Kinder: *„Sanft über den Rücken streichen."*)

Nun ist Lilly glücklich, weil sie so viele Freunde hat. Dabei wird ihr ganz warm. (Hinweis für die Kinder: *„Kreisende Bewegungen mit den Handflächen über den Rücken machen."*)

Und wenn am Abend der Wind durch ihre Blütenblätter streicht, ist sie glücklich und zufrieden. (Hinweis für die Kinder: *„Von hinten umarmen und sanft hin- und herwiegen."*)

Die Massage kann beliebig oft wiederholt werden. Viele Kinder lassen sich gerne auch mehrmals massieren.

Möglicher Wiederholungssatz am Ende:
„Die Kinder entdecken noch mehr Buschwindröschen, die neue Freunde suchen."

Nach Ende der Geschichte werden die Rollen getauscht.

Überleitung

„Im Wald gibt es nicht nur Buschwindröschen. Eine Pflanze, die im Wald oft anzutreffen ist, ist das Moos. Wer von euch hat schon einmal Moos gesehen?"

– Die Kinder bekommen Zeit zum Erzählen. –

„Ich habe euch hier Moos mitgebracht und das wollen wir uns nun genauer anschauen."

Moosmeditation

Moos speichert den Geruch des Waldes und der Erde. Außerdem lässt sich Moos aufgrund der Beschaffenheit sehr gut betrachten. Viele Kinder gehen kaum in Wald und Flur spazieren. Die Übung bringt ihnen nahe, was es alles zu entdecken gibt, nicht nur mit den Augen. Kinder lernen mit allen Sinnen.

Alter: ab 3 Jahren
Material: 1 Stück Moos pro Kind, evtl. eine CD mit leiser Musik (z. B. Geräusche im Wald)

Die Kinder sitzen entweder an einem Tisch oder auf dem Boden. Jedes erhält ein Stück Moos, das es sich auf die Handfläche legt. Jetzt liest die Spielleitung die Meditation vor. Im Text gibt es immer wieder Pausen, die zum Meditieren einladen:

„Das kleine Buschwindröschen ist sanft in ein Moosbett eingebettet. Hast du schon einmal Moos genauer betrachtet?

Lege ein Stück Moos auf eine Unterlage vor dich hin und betrachte es genau.
Welche Farbe hat es? Ist es nur grün oder sind da noch andere Farben?“

– Zeit zum Schauen –

„Welche Form haben die einzelnen Pflänzchen? Kannst du dir vorstellen, wie es ist, als Ameise durch dieses Moos zu laufen?“

– Zeit zum Schauen und Vorstellen –

„Schließe nun die Augen und streiche ganz sanft über dein Moos.“

– Zeit zum Fühlen –

„Wie fühlt es sich an? Weich oder eher stachelig? Streiche ganz sanft darüber.“

– Zeit zum Fühlen –

„Hebe es vorsichtig hoch und rieche daran? Riecht es nach Wald? Ist das angenehm oder eher nicht?“

– Zeit zum Riechen –

„Lege es nun wieder ab und öffne die Augen. Betrachte das Moos noch einmal genau. Vielleicht entdeckst du etwas, das du vorher nicht gesehen hast.“

– Zeit zum Schauen –

„Hoffentlich hat es dir Spaß gemacht, dein Stück Moos zu betrachten, und vielleicht, wenn du einen Waldspaziergang machst, siehst du noch viel mehr davon.“

Bruno Kirschbaum im Garten von Frau Larin

Im Frühling mobilisieren die Bäume ihre neu erwachten Kräfte. Bald sprießen überall aus den Zweigen grüne Knospen, die aufplatzen und den Baum mit einer herrlichen Blütenpracht überziehen. Die bunten Blüten der Bäume bringen Farbe ins Frühjahr und tragen so ihren Teil zum lustigen Frühlingsreigen bei. Fleißige Bienen summen von Blüte zu Blüte und zwitschernde Vögel bauen ihre Nester in die Bäume und erfüllen sie so mit Leben.

Im AT erleben die Kinder gemeinsam mit Bruno, dem Kirschbaum das Sprießen der Knospen und Blätter, entspannen ihre Muskeln im frischen, grünen Gras unter dem alten Baum und fühlen in einer kleinen Massage das Neuerwachen des alten Kirschbaumes nach.

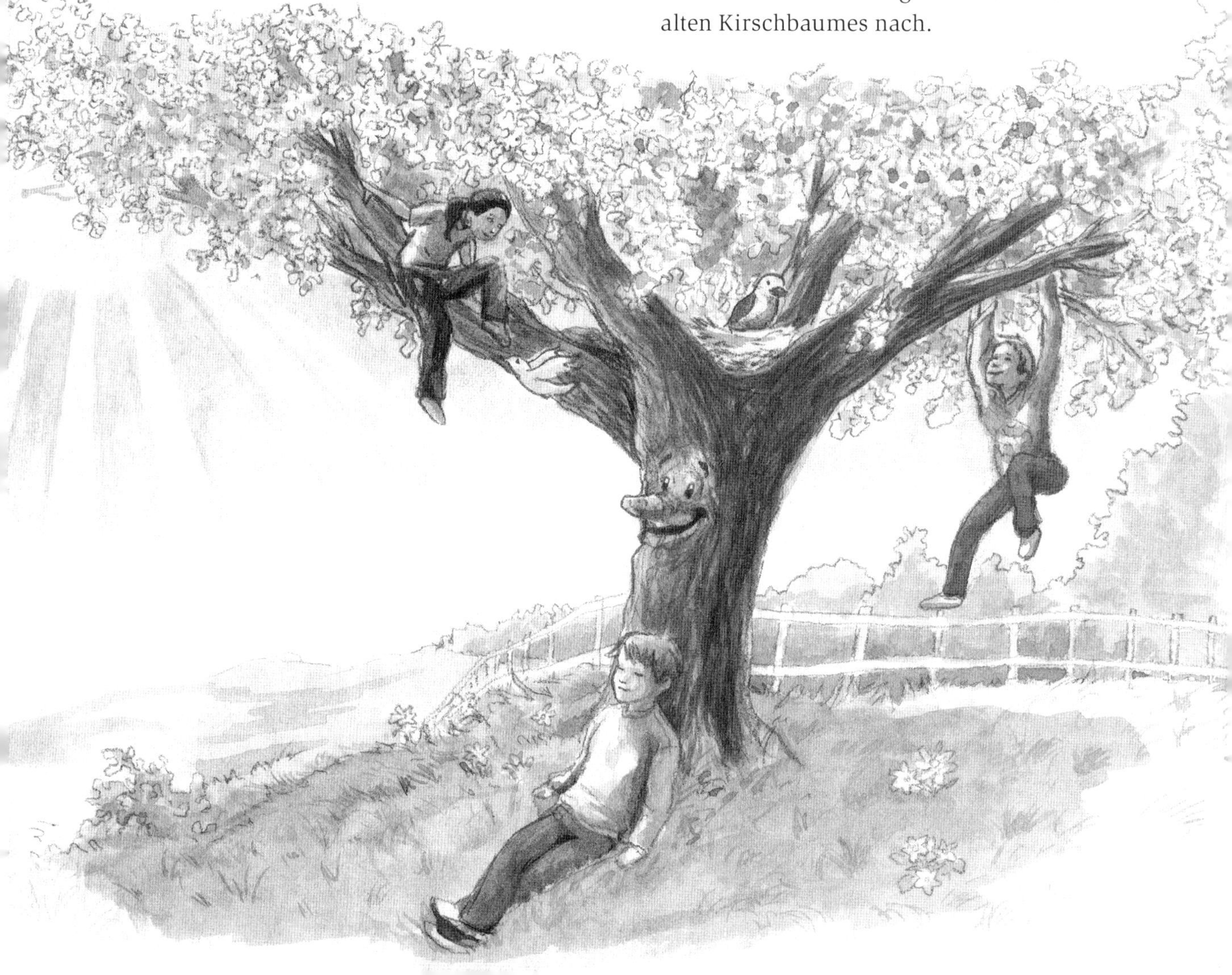

Blüh, Bruno, blüh! (AT)

Alter: ab 3 Jahren
Material: 1 Matte und Decke pro Kind, evtl. 1 Kirschzweig oder Blüten als Dekoration

Die Kinder machen es sich auf den Matten bequem, so, wie sie am besten entspannen können – liegend mit geöffneten oder geschlossenen Augen. Die Spielleitung fordert die Kinder auf, zuerst dreimal tief ein- und auszuatmen, dann wieder normal weiterzuatmen, und liest folgende Geschichte vor:

Bruno steht im Garten von Frau Larin. Jedes Jahr tragen seine Zweige so viele Kirschen, dass die Kinder, die Frau Larin besuchen, nach Herzenslust essen können. Sie klettern auf Brunos starke Zweige und pflücken die Kirschen. Brunos knorrige, starke Äste geben ihnen Sicherheit und Halt. Am Anfang des Frühjahrs ist Bruno ganz kahl. Auf seinen Zweigen hängt kein einziges grünes Blatt.

(Ruheformel)
Während der Winterzeit ist es still um Bruno.
In dieser Zeit entspannt er sich und genießt die Ruhe.
Ruhig und entspannt fühlt sich Bruno.

Bald kommen die ersten wärmenden Sonnenstrahlen heraus. Sie streicheln Brunos Äste.

(Wärmeformel)
Dem alten Baum wird wohlig warm.
Sanft streichen die goldenen Strahlen über seine Zweige und eine wohlige Wärme strömt durch den alten Baum.
Bruno fühlt, wie die wohlige Wärme sich überall ausbreitet: in seinem Stamm, in den Ästen, bis in die kleinsten Spitzen der Zweige.
Wohlig warm wird Bruno, dem alten Kirschbaum.

Die Wärme weckt in ihm neue Lebensgeister, es ist Zeit zu blühen. Er strengt sich mächtig an, damit die Knospen und Blätter sprießen. Das kostet den Baum sehr viel Kraft.

(Schwereformel)
Bruno spürt, wie seine Zweige schwer von der Anstrengung werden.
Schwerer und schwerer werden seine Zweige.
Alles an Bruno ist schwer von der großen Anstrengung.

Doch die Mühe lohnt sich. Bald spitzt das erste Blatt heraus und es werden immer mehr und mehr. Auch die Knospen platzen auf und schneeweiße Blüten überziehen den Baum. Er strahlt in seinem neuen Kleid aus weißen Blüten. Die Kinder laufen herbei und bewundern den alten Baum. Sie setzen sich unter seine Zweige, lehnen ihren Rücken an seinen festen Stamm und blicken bewundernd nach oben in seine Zweige.

(Ruheformel)
Der Wind streicht durch die Blütenpracht und lässt sie sanft hin- und herschwingen.
Ruhig und gleichmäßig weht der Wind durch den alten Kirschbaum.
Eine sanfte Brise weht die weißen Blütenblätter hin und her.
Sie schaukeln gleichmäßig mit dem Wind.

Die Kinder werden ganz ruhig, während sie unter dem Baum sitzen und in die Zweige schauen.
Sie entspannen sich mehr und mehr.
Auch Bruno genießt die Nähe der Kinder.

Allmählich wird es dunkel. Die Kinder verabschieden sich von ihrem Baum und auch die Sonnenstrahlen ziehen sich zurück und warten auf den nächsten schönen Frühlingstag.

(Ruheformel)
Es wird immer ruhiger und ruhiger im Garten.
Die Nacht bricht herein und selbst die Vögel verstummen.
Stille breitet sich über dem Garten von Frau Larin aus.
Alles wird ruhig und bereitet sich auf die Nacht vor.

Auch Bruno ist müde von der Anstrengung des Tages. Er schließt die Augen und stellt sich vor, wie am nächsten Tag sein weißes Kleid wieder in der Sonne leuchtet. Natürlich freut er sich auch auf das Lachen der Kinder, das Summen der Bienen und das Zwitschern der Vögel.

„Kannst du dir vorstellen, wie es ist, unter einem blühenden Baum zu liegen? Wie die Sonnenstrahlen durch die Zweige blinzeln, während dein Rücken an dem knorrigen Stamm lehnt? Träume noch ein wenig unter deinem Baum!"

Zum Einschlafen hier aufhören!

(Rücknahme)
Langsam wird es auch für dich Zeit, zurückzukehren. Ich zähle jetzt langsam von 3 rückwärts. Bei 0 bist du wieder hellwach und voller Energie:

3 Atme einmal tief durch!
2 Balle die Hände zu Fäusten!
1 Recke und strecke dich!
0 Augen auf und du bist hellwach und voller Energie!

Alle Kinder recken und strecken sich. Sie strampeln mit den Füßen und bewegen die Arme, damit sie wieder richtig wach werden.

Überleitung

„Das war die Geschichte von Bruno, dem Kirschbaum. Als Nächstes machen wir alle zusammen eine kleine Baumentspannung. Weil ihr aber so lange still wart, dürft ihr nun so richtig herumtoben. Lauft durch den Raum, schüttelt eure Arme und Beine, damit sie locker werden, und ab und zu könnt ihr einmal einen kurzen, lauten Schrei ausstoßen."

– Die Kinder bekommen Zeit für Bewegung. –

„Ich mache euch jetzt einmal die Baumentspannung vor, danach legt ihr euch wieder alle hin, ich lese die Geschichte vor und ihr macht kräftig mit."

Baumentspannung (PME)

Alter: ab 4 Jahren
Material: 1 Matte pro Kind

Die Kinder liegen mit dem Rücken auf dem Boden, die Arme liegen dicht neben dem Körper und die Beine sind ausgestreckt. Die Spielleitung erzählt folgende Geschichte:

Wieder einmal liegen die Kinder unter Brunos Zweigen auf der weichen Wiese. Heute möchte Andreas mit seinen Freunden etwas ganz Besonderes machen. In der Schule hat ihnen ein Lehrer gezeigt, wie man sich gut entspannen kann. Das möchte er nun auch mit seinen Freunden machen.

„Ihr legt euch alle auf den Rücken, die Arme sind neben dem Körper", sagt Andreas. Seine Freunde legen sich mit dem Rücken auf die Wiese, die Arme neben dem Körper.

„Nun atmet alle ein paar Mal tief ein und aus. Achtet darauf, dass beim Einatmen der Bauch rund wird und sich beim Ausatmen zusammenzieht."
Alle atmen ein paar Mal tief ein und aus.

„Ich werde euch nun immer erst sagen, was ihr machen sollt, und bei ‚jetzt' macht ihr es dann nach", erklärt Andreas.
Das haben alle verstanden, erst zuhören und bei *„jetzt"* nachmachen.

„Zuerst konzentriert euch auf eure Arme. Fühlt, wie sie sich anfühlen, wo sie auf dem Boden aufliegen: ***Jetzt!"***

Alle konzentrieren sich auf ihre Arme. Sie spüren die Oberarme, die Ellbogen, die Unterarme, sogar die einzelnen Finger.

– Zeit zum Spüren –

„Wenn ich ‚jetzt' sage, ballt ihr die Hände zu Fäusten, winkelt die Unterarme an und drückt die Oberarme fest auf den Boden", sagt Andreas.
„Jetzt! 1 … 2 … 3 … 4 … 5 … loslassen!"
Alle Kinder lassen wieder los. Sie spüren noch einmal genau in ihre Arme. Irgendwie fühlen sie sich jetzt anders an.

„Wenn ich ‚jetzt' sage, wiederholen wir es noch einmal", sagt Andreas.
„Jetzt! 1 … 2 … 3 … 4 … 5 … loslassen!"
Nun sind die beiden Arme entspannt. Alle Kinder fühlen, wie entspannt ihre Arme sind.

– Zeit zum Spüren –

„Als Nächstes ist euer Gesicht an der Reihe", erklärt Andreas. *„Spürt genau euer Gesicht. Ist es entspannt? Wie fühlen sich die Stirn, die Augen und der Mund an?"*
Alle Kinder spüren ihr Gesicht.

– Zeit zum Spüren –

„Wir werden jetzt unser ganzes Gesicht anspannen. Stellt euch einfach vor, ihr habt in eine Zitrone gebissen. Passt aber auf, dass ihr nicht die Zähne aufeinanderbeißt", sagt Andreas.
„Jetzt! 1 … 2 … 3 … 4 … 5 … loslassen!"
Alle Kinder lassen los. Ihr Gesicht fühlt sich nun viel glatter und entspannter an, doch das reicht Andreas noch nicht.

„Wir wiederholen es noch einmal, damit es auch richtig wirkt."
„Jetzt! 1 … 2 … 3 … 4 … 5 … loslassen!"
Alle lassen los. Nun ist das Gesicht richtig entspannt. Die Kinder genießen das Gefühl noch eine Weile.

– Zeit zum Spüren –

„Nun kommen wir zu den Schultern, dem Bauch und dem Po", erklärt Andreas. *„Fühlt mal, wie euer Rücken auf dem Boden aufliegt und wie eure Brust und der Bauch sich beim Atmen heben und senken."*
Alle Kinder spüren ihren Rücken, die Brust und den Bauch.

– Zeit zum Spüren –

„Dann drückt ihr die Schultern nach unten in den Boden, zieht den Bauch ein und spannt den Po an“, sagt Andreas.
„Jetzt! 1 … 2 … 3 … 4 … 5 … loslassen!“
Alle Kinder lassen los. Rücken, Bauch und Po fühlen sich schon etwas entspannter an.

„Lasst es uns noch einmal wiederholen“, meint Andreas. „So ist die Wirkung gleich viel besser.“
„Jetzt! 1 … 2 … 3 … 4 … 5 … loslassen!“
Alle Kinder lassen los. Sie liegen entspannt im Gras und fühlen, wie ihr Rücken nun noch breiter auf dem Boden aufliegt. Es ist ein gutes Gefühl.

– Zeit zum Spüren –

„Als Letztes sind nun die Beine an der Reihe“, stellt Andreas fest. *„Schließlich darf kein Körperteil zu kurz kommen. Fühlt einmal genau in eure Beine hinein.“*
Die Kinder erfühlen ihre Beine. Sie spüren die Oberschenkel, die Knie und die Unterschenkel, auch die Füße können sie spüren, bis zu den Zehenspitzen.

– Zeit zum Spüren –

„Wenn ich ‚jetzt‘ sage, zieht ihr die Zehenspitzen zur Nase und drückt die gestreckten Beine auf den Boden“, sagt Andreas.
„Jetzt! 1 … 2 … 3 … 4 … 5 … loslassen!“
Alle Kinder lassen los. Die Beine fühlen sich entspannter an und liegen nun noch fester auf dem Boden.

„Lasst es uns noch einmal wiederholen“, meint Andreas.
„Jetzt! 1 … 2 … 3 … 4 … 5 … loslassen!“

Wieder lassen alle Kinder los. Nun sind die Beine richtig entspannt. Sie liegen fest auf dem Boden und die Muskeln sind ganz locker. Die Kinder können fühlen, wie locker ihre Beine sind.

– Zeit zum Spüren –

„Bevor wir nun aufhören, spannen wir noch einmal alles an“, erklärt Andreas. *„Die Arme, das Gesicht, Schultern, Bauch, Po und Beine.“*
„Jetzt! 1 … 2 … 3 … 4 … 5 … loslassen!“
Alle Kinder lassen los. Entspannt und ruhig liegen sie im Gras. Sie genießen die Stille unter dem alten Kirschbaum und hören dem Zwitschern der Vögel zu.

Zum Einschlafen hier aufhören!

(Rücknahme)
Langsam wird es auch für dich Zeit, zurückzukehren. Ich zähle jetzt langsam von 3 rückwärts. Bei 0 bist du wieder hellwach und voller Energie:

3 Atme einmal tief durch!
2 Balle die Hände zu Fäusten!
1 Recke und strecke dich!
0 Augen auf und du bist hellwach und voller Energie!

Alle Kinder recken und strecken sich. Sie strampeln mit den Füßen und bewegen die Arme, damit sie wieder richtig wach werden.

Überleitung

„Nun sind eure Muskeln schön locker. Hat eigentlich einer von euch einen Kirschbaum im Garten stehen? Oder habt ihr schon einmal einen blühenden Kirschbaum gesehen? Wer von euch isst gerne Kirschen?“

– Die Kinder bekommen Zeit zum Erzählen. –

„Jetzt sucht sich wieder jeder einen Partner und dann könnt ihr bei einer Massage Bruno, den Kirschbaum auf seinem Weg zu einem weißen Blütenkleid begleiten.“

Kirschbaummassage

Alter: ab 3 Jahren
Material: 1 Matte für jeweils 2 Kinder

Jeweils zwei Kinder tun sich zusammen. Ein Kind liegt auf dem Bauch oder sitzt mit zugewandtem Rücken vor dem anderen Kind. Dieses massiert den Rücken des Kindes nach Vorgabe der Geschichte. Die Spielleitung liest:

Bruno, der Kirschbaum steht schon seit vielen Jahren im Garten von Frau Larin. Die Kinder lieben ihn und klettern gerne auf seine Äste.

Bruno hat viele Äste. (Hinweis für die Kinder: *„Mit den Händen von der Mitte des Rückens nach außen streichen.“)*

Bald bilden sich an den Zweigen lauter grüne Knospen. (Hinweis für die Kinder: *„Mit der flachen Hand an mehreren Stellen auf den Rücken drücken.“)*

Die Sonne schickt ihre Strahlen nach unten und wärmt den Kirschbaum. (Hinweis für die Kinder: *„Mit gespreizten Fingern von oben nach unten über den Rücken streichen.“)*

Daraufhin platzen die Blüten auf. (Hinweis für die Kinder: *„Rücken kneten.“)*

Viele weiße Blüten kommen hervor. (Hinweis für die Kinder: *„Mit den flachen Händen kreisend über den Rücken streichen.“)*

Darüber freuen sich die Kinder. (Hinweis für die Kinder: *„Schnell mit den Handflächen über den Rücken streichen.“)*

Auch die Bienen freuen sich und summen von Blüte zu Blüte. (Hinweis für die Kinder: *„Mit den Fingerspitzen über den Rücken trippeln.“)*

Ein sanfter Wind schaukelt die Blüten hin und her. (Hinweis für die Kinder: *„Mit den Handflächen sanft von einer Seite zur anderen über den Rücken streichen.“)*

Am Abend gehen die Kinder nach Hause. (Hinweis für die Kinder: *„Mit den Fingerspitzen über den Rücken trippeln.“)*

Nun genießt der alte Kirschbaum die Ruhe um ihn herum. (Hinweis für die Kinder: *„Sanft mit den Handflächen über den Rücken streichen.“)*

Natürlich können die Massagen auch beliebig oft wiederholt werden. Viele Kinder lassen sich gerne mehrmals massieren. Außerdem prägt sich dann der Ablauf besser ein.

Möglicher Wiederholungssatz am Ende:
„Und am nächsten Tag kommen sie wieder …“

Nach Ende der Geschichte werden die Rollen getauscht.

Miguel Maulwurf tief unter der Erde

Im Frühling taut die Erde auf, sie wird locker und warm. Genau die richtige Zeit für Maulwürfe, um mit ihrer Arbeit zu beginnen. In schier unermüdlichem Eifer graben sie sich durch das Erdreich, durchziehen die Erde mit unendlich vielen verwinkelten Gängen, errichten an der Oberfläche etliche Erdhügel und gönnen sich kaum eine Ruhepause. Wie alle Tiere spüren auch die Maulwürfe die Kraft und Energie des Frühlings.

Im AT entdecken die Kinder gemeinsam mit Miguel, dem Maulwurf die Schönheiten des Frühlings, lockern ihre Muskeln wie ein echter Maulwurf und riechen, fühlen und spüren die Beschaffenheit der Erde.

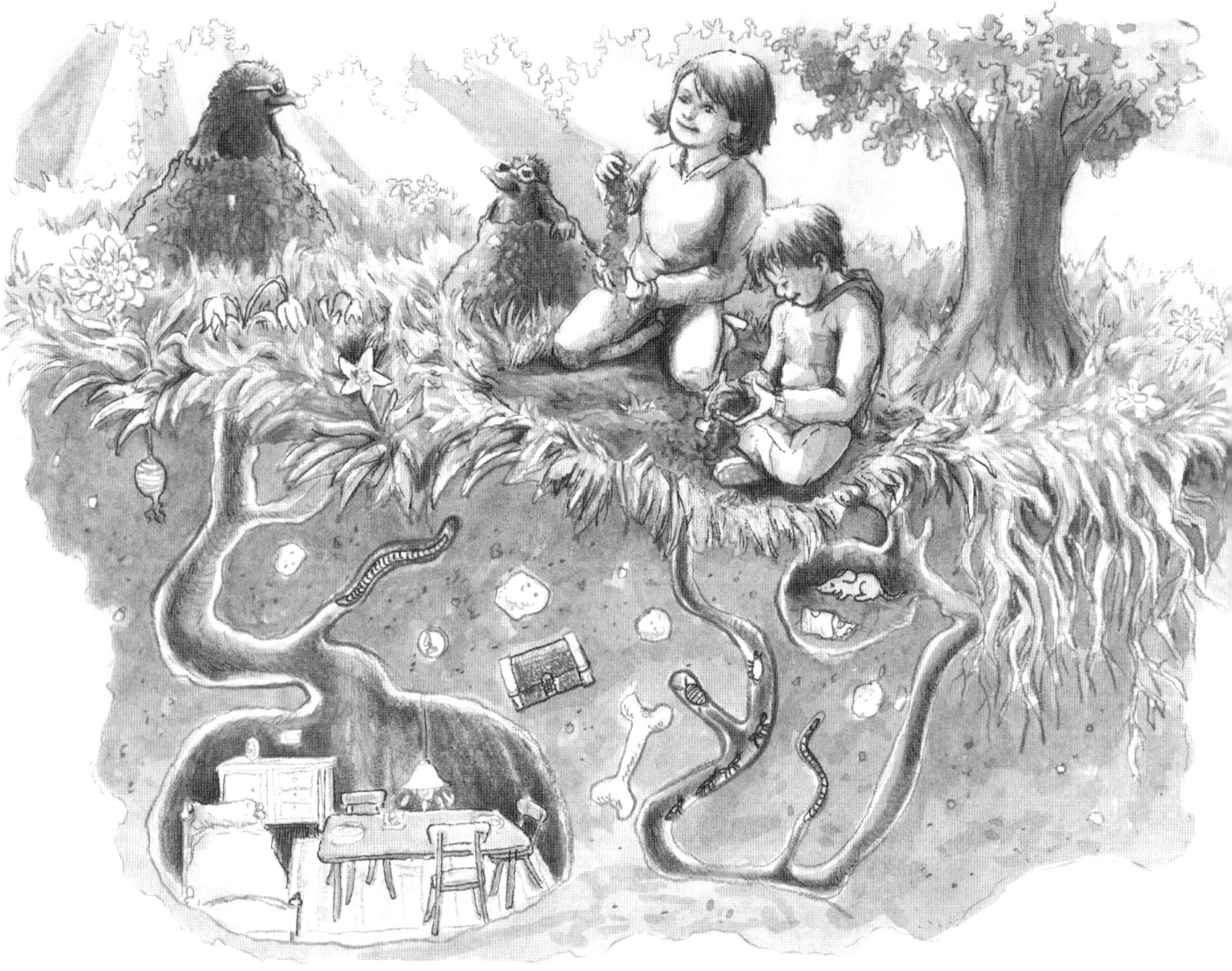

Miguel entdeckt die Welt (AT)

Alter: ab 3 Jahren
Material: 1 Matte und Decke pro Kind, evtl. 1 Schale mit Erde als Dekoration

Die Kinder machen es sich auf den Matten bequem, so, wie sie am besten entspannen können – liegend, mit geöffneten oder geschlossenen Augen. Die Spielleitung fordert die Kinder auf, zuerst dreimal tief ein- und auszuatmen, dann wieder normal weiterzuatmen, und liest folgende Geschichte vor:

Den ganzen Winter verbrachte Miguel Maulwurf tief unten in der Erde. Er lebte von Insekten und Würmern, die er fand. Tag für Tag grub er sich durch das harte Erdreich. Mit seinen Grabschaufeln, so nennt man die Hände des Maulwurfs, fiel es ihm leicht, Gänge und Höhlen zu graben. An die Oberfläche wollte er nicht, dort ist es ihm im Winter viel zu kalt. Doch heute ist etwas anders. Miguel spürt ein Kribbeln in seinem Körper. Er möchte unbedingt an die Oberfläche. Also beginnt er zu graben. Er gräbt und gräbt mit seinen Grabschaufeln. Immer weiter und weiter kommt er nach oben. Er spürt, dass er schon knapp unter der Oberfläche ist. Weil das Graben so anstrengend ist, legt Miguel eine kleine Pause ein.

(Schwereformel)
Er schnauft einmal tief durch.
Alles an ihm ist schwer von der Anstrengung.
Er fühlt sich schwer und erschöpft.
Schwer sind die Arme und Beine des kleinen Maulwurfs.
Er kann fühlen, wie schwer sein Körper in der lockeren Erde liegt.

Noch einmal mobilisiert Miguel seine Kräfte und gräbt weiter. Endlich erreicht er die Oberfläche. Zwei kurze Bewegungen mit seinen Grabschaufeln und schon spitzen die ersten Sonnenstrahlen durch ein kleines Loch in der Oberfläche. Schnell gräbt Miguel weiter. Endlich hat er es geschafft.

(Wärmeformel)
Die ersten Sonnenstrahlen scheinen warm auf seinen Kopf.
Er spürt die wohlige Wärme der Sonnenstrahlen.
Nach dem langen Winter genießt er die Wärme der ersten Sonnenstrahlen.
Immer wärmer und wärmer wird dem kleinen Maulwurf.
Er genießt es, wie die Wärme durch seinen Körper strömt.

(Ruheformel)
Ruhig und entspannt liegt er auf seinem Maulwurfshügel.
Sein Atem fließt ruhig und gleichmäßig durch seinen Körper.
Immer ruhiger und ruhiger wird der kleine Maulwurf.

Normalerweise meidet der kleine Maulwurf die Sonne. Sie blendet ihn und er fühlt sich tief unten in der dunklen Erde viel wohler. Doch am Anfang des Frühlings spürt er immer so ein Kribbeln in seinem Körper, dass ihn nach oben treibt. Dann möchte er die Sonne spüren und den Frühling riechen. Er möchte die Vögel zwitschern hören und sich die warme Frühlingsluft um die Nase wehen lassen.

Auf einmal knirscht es neben ihm und ein zweiter Maulwurfshügel erhebt sich. Ein spitzes Näschen schiebt sich heraus und zwei wunderschöne Augen blinzeln Miguel an. Mara, ein Maulwurfsmädchen, hat sich auch auf den Weg nach oben gemacht. Genauso wie Miguel wollte sie die ersten Sonnenstrahlen spüren und den Frühling riechen.

Beide Maulwürfe freuen sich. Nun sind sie nicht mehr allein. Gemeinsam klettern sie durch die weit verzweigten Tunnel, teilen sich die gefundenen Regenwürmer und wenn sie müde werden, legen sie sich gemeinsam in ihre Schlafhöhle. Sie ist mit weichem Laub und Gras gepolstert. Warm und weich liegen die beiden Maulwürfe nebeneinander und träumen. Von was sie träumen? Vielleicht von den ersten Sonnenstrahlen? Oder aber vom Zwitschern der Vögel und dem weichen Frühlingswind, der sanft durch ihr Fell streicht: *„Hast du schon einmal den Wind in deinen Haaren gefühlt oder den Frühling gerochen? Träume ein wenig von Vögeln, bunten Blumen und goldenen Sonnenstrahlen."*

Zum Einschlafen hier aufhören!

(Rücknahme)
Langsam wird es auch für dich Zeit, zurückzukehren. Ich zähle jetzt langsam von 3 rückwärts. Bei 0 bist du wieder hellwach und voller Energie:

3 Atme einmal tief durch!
2 Balle die Hände zu Fäusten!
1 Recke und strecke dich!
0 Augen auf und du bist hellwach und voller Energie!

Alle Kinder recken und strecken sich. Sie strampeln mit den Füßen und bewegen die Arme, damit sie wieder richtig wach werden.

Überleitung

„Das war die Geschichte von Miguel und Mara. Als Nächstes machen wir alle zusammen eine kleine Maulwurfsentspannung. Weil ihr aber nun so lange still wart, dürft ihr so richtig herumtoben. Lauft durch den Raum, schüttelt eure Arme und Beine, damit sie locker werden, und ab und zu könnt ihr einen kurzen, lauten Schrei ausstoßen."

– Die Kinder bekommen Zeit für Bewegung. –

„Ich mache euch jetzt einmal die Maulwurfsentspannung vor, danach legt ihr euch wieder alle hin, ich lese die Geschichte vor und ihr macht kräftig mit."

Maulwurfsentspannung (PME)

Alter: ab 4 Jahren
Material: 1 Matte pro Kind

Die Kinder liegen mit dem Rücken auf dem Boden, die Arme liegen dicht neben dem Körper und die Beine sind ausgestreckt. Die Spielleitung erzählt folgende Geschichte:

Mara und Miguel graben viele Stunden an ihrem Tunnelsystem. Das ist anstrengend und sie sind oft erschöpft. Ihre Arme und Beine schmerzen von der Anstrengung. Deshalb müssen sie immer wieder ihre Muskeln entspannen. Miguel kennt ein paar leichte Übungen. Die bringt er Mara bei, damit sie sich auch richtig entspannt.

„Zuerst erkläre ich dir immer die Übungen", sagt Miguel, *„und wenn ich ‚jetzt' sage, dann spannst du die Muskeln an. Sage ich loslassen, dann lässt du wieder ganz locker. Hast du das gut verstan-*

den?" Mara nickt. Sie ist sehr gespannt auf diese Übungen und kann es kaum erwarten, zu beginnen.

„Am Anfang atmen wir ein paar Mal tief ein und aus", sagt Miguel. *„Achte darauf, dass beim Einatmen der Bauch groß und rund wird und sich beim Ausatmen wieder zusammenzieht."* Beide Maulwürfe atmen ein paar Mal tief ein und aus.

„Wir beginnen mit den Armen", erklärt Miguel. *„Spüre deine Arme. Fühle die Oberarme, Ellenbogen, Unterarme und die Hände mit deinen Fingern."* Beide Maulwürfe spüren ihre Arme und Hände.

– Zeit zum Spüren –

„Als Nächstes, wenn ich ‚jetzt' sage, ballst du die Hände zu Fäusten, winkelst die Unterarme an und drückst die Oberarme auf den Boden", sagt Miguel.
„Jetzt! 1 … 2 … 3 … 4 … 5 … loslassen!"
Beide Maulwürfe lassen los. Sie fühlen, wie ihre Arme und Hände sich entspannen. Irgendwie fühlt es sich anders an als zuvor.

„Das wiederholen wir noch einmal, so wirkt es besser", meint Miguel.
„Jetzt! 1 … 2 … 3 … 4 … 5 … loslassen!"
Mara fühlt, wie entspannt ihre Arme sind. Sie genießt das Gefühl noch eine Weile.

„Dann ist das Gesicht an der Reihe", sagt Miguel. *„Zuerst spüren wir, ob unser Gesicht schon entspannt ist, vor allem um den Mund herum."* Beide Maulwürfe fühlen ihr Gesicht: die Stirn, die Augen, den Mund und das Kinn.

– Zeit zum Spüren –

„Spanne nun dein Gesicht an. Stell dir einfach vor, du hast in eine Zitrone gebissen", erklärt Miguel. *„Aber Vorsicht! Nicht die Zähne aufeinanderbeißen."*
„Jetzt! 1 … 2 … 3 … 4 … 5 … loslassen!"
Beide Maulwürfe entspannen ihr Gesicht. Es fühlt sich irgendwie glatter an, findet Mara.

„Auch das wiederholen wir noch einmal", verlangt Miguel.
„Jetzt! 1 … 2 … 3 … 4 … 5 … loslassen!"
Wieder entspannen die Maulwürfe ihre Gesichter. Mara spürt, wie glatt und entspannt ihr Gesicht ist. Das genießt sie noch ein bisschen.

„Nun weiter zu den Schultern, dem Bauch und dem Po", sagt Miguel. *„Ist das nicht ein bisschen viel auf einmal?"*, fragt Mara neugierig. *„Nein, es ist ganz einfach. Du wirst sehen"*, beschwichtigt Miguel seine Freundin. *„Zuerst drückst du die Schultern nach unten in den Boden, dann ziehst du den Bauch ein und spannst den Po an."*
„Jetzt! 1 … 2 … 3 … 4 … 5 … loslassen!"
Beide Maulwürfe entspannen sich. Es fühlt sich gut an. Der Rücken liegt nun viel fester auf dem Boden und auch der Bauch ist lockerer. Doch es geht noch ein bisschen besser, findet Miguel.

„So, jetzt wiederholen wir die Übung noch einmal", sagt er.
„Jetzt! 1 … 2 … 3 … 4 … 5 … loslassen!"
Beide Maulwürfe entspannen sich. Ihr Rücken fühlt sich viel breiter auf der Erde an und der Bauch ist herrlich locker. Sie genießen noch eine Weile das Gefühl.

„Zum Schluss fehlen noch die Beine", erklärt Miguel. *„Zuerst spüren wir, wie sich unsere Beine anfühlen."* Mara spürt ihre Beine. Sie fühlt die Oberschenkel, die Knie, die Unterschenkel und

die Füße mit den Zehenspitzen. Es macht ihr Spaß, ihre Beine zu spüren.

– Zeit zum Spüren –

„Wenn ich ‚jetzt' sage, ziehst du die Zehen in Richtung Nasenspitze und drückst das gestreckte Bein auf den Boden." Das ist einfach, denkt sich Mara.
„Jetzt! 1 ... 2 ... 3 ... 4 ... 5 ... loslassen!"
Beide Maulwürfe lassen los. Nun liegen die Beine wieder locker auf dem Boden.

Doch nicht lange: *„Lass es uns noch einmal machen"*, sagt Miguel. Und bevor Mara antworten kann, ruft er:
„Jetzt! 1 ... 2 ... 3 ... 4 ... 5 ... loslassen!"
Miguel kichert. Nun sind endlich auch die Beine entspannt. Das finden beide Maulwürfe richtig klasse.

Und weil es gerade so gut klappt, spannen sie noch einmal alles auf einmal an: die Arme, das Gesicht, Schultern, Bauch, Po und zum Schluss die Beine.
„Jetzt! 1 ... 2 ... 3 ... 4 ... 5 ... loslassen!"
Entspannt und locker liegen die beiden da und fühlen sich wohl. Sie lauschen noch eine Weile auf ihren Atem und träumen dann ein wenig vor sich hin.

Zum Einschlafen hier aufhören!

(Rücknahme)
Langsam wird es auch für dich Zeit, zurückzukehren. Ich zähle jetzt langsam von 3 rückwärts. Bei 0 bist du wieder hellwach und voller Energie:

3 Atme einmal tief durch!
2 Balle die Hände zu Fäusten!
1 Recke und strecke dich!
0 Augen auf und du bist hellwach und voller Energie!

Alle Kinder recken und strecken sich. Sie strampeln mit den Füßen und bewegen die Arme, damit sie wieder richtig wach werden.

Überleitung

„Maulwürfe leben unter der Erde. Weiß einer von euch, wie Erde aussieht? Wofür braucht man Erde? Was kann man alles mit Erde machen?"

– Die Kinder bekommen Zeit zum Erzählen. –

„Ich habe hier für jeden eine Schale Erde mitgebracht. Die wollen wir uns nun genauer anschauen."

Meditation mit Erde

Die Erde fasziniert Kinder von jeher. Bei dieser Meditation erkennen die Kinder, dass Erde mehr ist als nur braune Körner. Sie beschäftigen sich bewusst und mit allen Sinnen mit ihr.

Alter: ab 3 Jahren
Material: 1 flache Schüssel und etwas Erde pro Kind (aus dem Garten, ohne Dünger oder sonstige Zusätze)

Die Kinder sitzen entweder an einem Tisch oder auf dem Boden. Jedes erhält eine flache Schale mit Erde, die es vor sich hinstellt. Jetzt liest die Spielleitung die Meditation vor. Im Text gibt es immer wieder Pausen, die zum Meditieren einladen:

Mara und Miguel Maulwurf graben jeden Tag viele Gänge durch die Erde:
„Hast du dir Erde schon einmal genau angesehen? Oder daran gerochen? Heute schauen wir uns gemeinsam die Erde an.

Vor dir steht eine Schüssel mit Erde. Schau sie dir genau an. Achte auf jede Einzelheit. Ist es nur Erde oder sind noch andere Dinge wie kleine Steine oder Grashalme dazwischen?"

– Zeit zum Schauen –

„Greife nun vorsichtig in deine Erde hinein. Knete sie ein wenig und lasse sie durch deine Finger rieseln. Spiel mit der Erde, aber pass auf, dass nichts aus deiner Schüssel herausfällt!"

– Zeit zum Spüren –

„Nimm nun ein wenig deiner Erde auf die Handfläche, schließ die Augen und riech daran. Wie riecht Erde? Angenehm oder eher nicht?"

– Zeit zum Riechen –

„Öffne nun wieder die Augen und betrachte deine Erde noch einmal genau. In dieser Erde wachsen Pflanzen. Hier entsteht Leben. Bäume graben ihre Wurzeln in diese Erde und in ihr wächst das Korn, aus dem das Mehl für Brot wird. Auch Blumen, Sträucher und Büsche wachsen darin. Ohne Erde könnten sie nicht wachsen. Es ist erstaunlich, wie wichtig die Erde für uns ist.

Nun trag die Erde wieder nach draußen in den Garten, damit darin etwas wachsen kann."

Variante

Die Erde wird in eine Schale gegeben und Kresse darin angepflanzt.

Klara Kohlmeise baut ein Nest

Der Frühling ist für die Vögel eine arbeitsreiche und aufregende Jahreszeit. Sie müssen mit viel Aufwand und unter großer Kraftanstrengung ihre Nester bauen, in die sie ihre Eier legen. Das Ausbrüten der Eier ist ein großes Geduldsspiel und fordert den Vögeln viel ab. Sind dann die Jungen geboren, gilt es, alle Schnäbel satt zu bekommen. Auch die Kohlmeisen müssen sich an die Arbeit machen, damit ihre Jungen ein weiches, warmes Nest haben, wenn sie schlüpfen.

Im AT erleben die Kinder, wie Klara und Karl Kohlmeise gemeinsam in den Frühling starten und ein Nest bauen. Sie genießen eine echte Nestbau-Massage und kochen zum Abschluss eine leckere, bunte Frühlingssuppe.

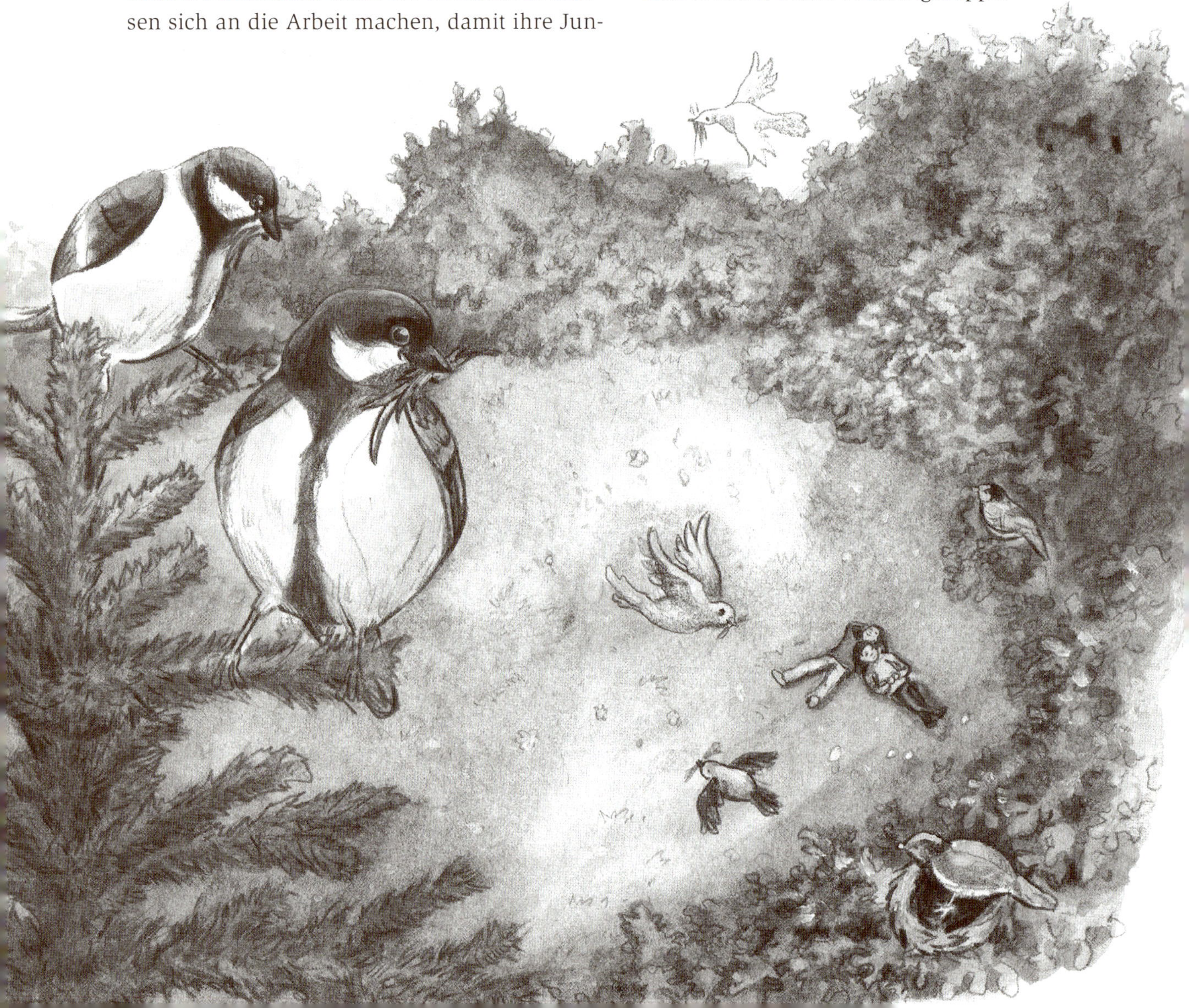

Fleißiger Nestbau (AT)

Alter: ab 3 Jahren
Material: 1 Matte und Decke pro Kind, evtl. einige Deko-Vögel

Die Kinder machen es sich auf den Matten bequem, so, wie sie am besten entspannen können – liegend, mit geöffneten oder geschlossenen Augen. Die Spielleitung fordert die Kinder auf, zuerst dreimal tief ein- und auszuatmen, dann wieder normal weiterzuatmen, und liest folgende Geschichte vor:

Wenn der Frühling Einzug hält, ist einer der ersten Vögel, die man hört, die Kohlmeise. Munter trällert sie ihr Lied in Wald und Feld. Eine dieser fröhlich zwitschernden Kohlmeisen ist Klara. Sie freut sich, dass der Frühling gekommen ist und sie mit seinen warmen Sonnenstrahlen willkommen heißt. Gemeinsam mit Karl fliegt sie von Ast zu Ast und pfeift munter vor sich hin. Manchmal sitzen Klara und Karl aber auch gemeinsam auf dem Wipfel einer hohen Tanne, direkt unter dem blauen Himmel.

(Ruheformel)
Hier oben ist es ganz ruhig.
Ruhig und entspannt sitzen die beiden Kohlmeisen auf ihrem Zweig.
Alles ist still, kein Laut ist zu hören.

(Wärmeformel)
Die Sonne strahlt vom blauen Himmel und wärmt das Gefieder der beiden Vögel.
Klara und Karl wird es wohlig warm.
Sie spüren, wie die Wärme in sie einströmt.
Den beiden Vögeln wird wohlig warm.

Am liebsten würden Klara und Karl den ganzen Tag hier oben sitzen. Sie haben eine herrliche Aussicht über den Wald, die Wiesen und Felder. Überall grünt und blüht es. Die Wiesen sind übersät mit goldgelbem Löwenzahn und zwischen den Bäumen blühen die Buschwindröschen und das Leberblümchen. *„Kannst du dir vorstellen, mit Klara und Karl auf einem Tannenwipfel zu sitzen? Was siehst du?“*

– kurze Pause –

(Ruheformel)
Ein sanfter Windhauch streift die beiden und schaukelt den Ast leicht hin und her.
Ruhig und gleichmäßig schaukeln die beiden Vögel im Wind.
Sie fühlen, wie sie sich mehr und mehr entspannen.
Der Wind schaukelt sie sanft hin und her wie in einer Wiege.
Die beiden Vögel genießen es und werden immer ruhiger und ruhiger.

Nun wird es höchste Zeit für die beiden, ein Nest zu bauen. Sie haben sich dafür eine kleine Nische in einem Baum ausgesucht. Gemeinsam schleppen sie nun mühsam trockenes Gras, Moos und alles, was sie sonst noch finden, in ihre Baumhöhle, um dort ein gemütliches Nest zu bauen. Es dauert lange, aber endlich haben es die beiden Vögel geschafft.

(Schwereformel)
Ihre Flügel sind schwer vom hin- und herfliegen.
Immer schwerer und schwerer werden die Flügel.
Die Vögel fühlen sich schwer und müde.
Müde und schwer lassen sie sich in ihr neu gebautes Nest sinken.

Ihr Nest ist weich und warm. Tief kuscheln sich die beiden Vögel hinein und ruhen sich aus.

(Sonnengeflecht)
Ihre Bäuche werden wohlig warm.
Sie fühlen, wie die Wärme langsam in den Bauch strömt und von dort durch den ganzen Körper fließt.
Wohlig warm wird den beiden Kohlmeisen.
Sie fühlen sich glücklich und zufrieden.

Die beiden haben sich ein schönes Nest geschaffen. Schon bald wird Klara Eier legen und nach etwa zwei Wochen Brutzeit kommen dann die Jungen zur Welt. Doch bis dahin ist noch Zeit.

So lange genießen Klara und Karl die Ruhe in ihrem weichen, warmen Nest. Sie kuscheln sich dicht aneinander und träumen.
Von was sie träumen? Vielleicht vom goldgelben Löwenzahn oder dem weißen Buschwindröschen? Ja, vielleicht träumen sie aber auch von dem warmen Wind, der sanft durch ihr Federkleid streicht. *„Träume auch du ein wenig mit ihnen."*

Zum Einschlafen hier aufhören!

(Rücknahme)
Langsam wird es auch für dich Zeit, zurückzukehren. Ich zähle jetzt langsam von 3 rückwärts. Bei 0 bist du wieder hellwach und voller Energie:

3 Atme einmal tief durch!
2 Balle die Hände zu Fäusten!
1 Recke und strecke dich!
0 Augen auf und du bist hellwach und voller Energie!

Alle Kinder recken und strecken sich. Sie strampeln mit den Füßen und bewegen die Arme, damit sie wieder richtig wach werden.

Überleitung

„Das war die Geschichte von Klara und Karl. Habt ihr eigentlich schon einmal ein Vogelnest gesehen? Was brauchen denn die Vögel alles für ihren Nestbau? Was für Vogelarten kennt ihr denn? Hat vielleicht einer von euch einen Vogel zu Hause?"

– Die Kinder bekommen Zeit zum Erzählen. –

„Nun sucht sich jeder einen Partner und bei einer Massage könnt ihr auf dem Rücken spüren, wie es sich anfühlt, wenn Klara und Karl ihr Nest bauen."

Nestbau-Massage

Alter: ab 3 Jahren
Material: 1 Matte für jeweils 2 Kinder

Jeweils zwei Kinder tun sich zusammen. Ein Kind liegt auf dem Bauch oder sitzt mit zugewandtem Rücken vor dem anderen Kind. Dieses massiert den Rücken des Kindes nach Vorgabe der Geschichte. Die Spielleitung liest:

Klara und Karl wollen ein schönes Nest bauen. Dazu benötigen sie viele Dinge.

Zuerst tragen sie kleine Äste herbei.
(Hinweis für die Kinder: *„Mit gespreizten Fingern von oben nach unten über den Rücken streichen."*)

Danach besorgen sie Laub und weiches Moos zum Auspolstern.
(Hinweis für die Kinder: *„Mit den flachen Handflächen über den Rücken streichen.“)*

Sie scharren und kratzen, bis in der Mitte des Nestes eine bequeme Kuhle entsteht.
(Hinweis für die Kinder: *„Mit den Fingerspitzen nach allen Seiten über den Rücken scharren.“)*

Endlich ist das Nest fertig. Es ist weich und warm.
(Hinweis für die Kinder: *„Mit den Handflächen von oben nach unten über den Rücken streichen.“)*

Es dauert nicht lange und Klara legt drei wunderschöne ovale Eier.
(Hinweis für die Kinder: *„Mit den Handflächen drei Kreise fahren.“)*

Sie setzt sich darauf und fängt an zu brüten.
(Hinweis für die Kinder: *„Mit den Handflächen fest auf den Rücken drücken.“)*

Eines Tages spürt sie, wie sich unter ihr etwas bewegt.
(Hinweis für die Kinder: *„Rücken kneten.“)*

Die jungen Vögel schlüpfen aus ihren Eiern. Sie müssen kräftig mit ihren Schnäbeln gegen die Eierschale stoßen.
(Hinweis für die Kinder: *„Rücken kneten.“)*

Gleich, nachdem die Vogeljungen geschlüpft sind, haben sie Hunger und reißen ihre Schnäbelchen mächtig auf.
(Hinweis für die Kinder: *„Von unten nach oben mit den Handflächen über den Rücken fahren.“)*

Klara und Karl freuen sich sehr über ihren Nachwuchs und in der Nacht kuscheln sich alle eng zusammen und wärmen sich.
(Hinweis für die Kinder: *„Mit den Handflächen fest über den Rücken streichen.“)*

Am Ende der Geschichte werden die Rollen getauscht.

Möglicher Wiederholungssatz am Ende:
„Und im nächsten Jahr schlüpfen wieder neue Vogeljunge.“

Die Massage kann beliebig oft wiederholt werden. Viele Kinder lassen sich gerne auch mehrmals massieren.

Überleitung

„Das war eine große Anstrengung, dieses Vogelnest zu bauen. Deshalb wollen wir uns nun etwas stärken. Wir kochen gemeinsam eine Frühlingssuppe. Könnt ihr euch vorstellen, was man dafür alles braucht?“

– Die Kinder bekommen Zeit zum Erzählen. –

„Dann wollen wir jetzt mit unserer Suppe anfangen.“

Frühlingssuppe (Kochen)

Alter: ab 3 Jahren
Zutaten (Rezept für ca. 6 Kinder): ½ Stange Lauch, 2 Karotten, 1 Zucchini, ¼ Blumenkohl, 3 Kartoffeln, Schnittlauch und Petersilie, 3 Gemüsebrühwürfel, 2 Liter Wasser, Salz und Pfeffer
Material: Schneidebrett, Messer, Topf und Rührlöffel, Suppenteller und Löffel in der Anzahl der Kinder

Die Kinder waschen das Gemüse (Lauch, Karotten, Zucchini, Blumenkohl) gründlich. Wenn es richtig sauber ist, schneiden sie es klein und geben es in den Topf. Sie schälen die Kartoffeln, schneiden sie klein und geben auch diese in den Topf. Wenn alles im Topf ist, gießen sie das Wasser dazu und werfen die Gemüsebrühwürfel hinein. Die Kinder stellen den Topf auf den Herd und lassen die Suppe ca. 15 Minuten kochen. Die Spielleitung holt ein Stück Karotte aus dem Topf und überprüft, ob es schon weich ist, andernfalls muss das Gemüse noch etwas kochen. In der Zwischenzeit schneiden die Kinder die Petersilie und den Schnittlauch klein. Jedes der Kinder streut ein wenig davon in seinen Suppenteller. So werden die Kräuter nicht verkocht. Sobald die Suppe fertig ist, schöpft sich jedes Kind, so viel es möchte. Wenn es einem Kind zu fade ist, kann es gerne noch mit Salz und Pfeffer nachwürzen.

Hinweis

Bei Messern besteht die Gefahr, dass die Kinder sich schneiden. Mit kochendem Wasser können sich die Kinder verbrühen. Hier muss die Aufsichtsperson sehr gut aufpassen.

Ostern mit Hase Hannibal

Mitten im Frühjahr, wenn Krokusse und Osterglocken blühen, ist Ostern. Viele bunte Frühlingsblumen können bewundert werden und die ersten warmen Tage kündigen den Sommer an. Oftmals konkurrieren die Farben der Blumen mit den bunten Ostereiern, die überall in den Gärten verteilt werden.

Hasen lieben den Frühling und hüpfen ausgelassen durch die erwachende Natur. Sie suchen sich einen Partner, damit sie nicht so alleine sind.

Im AT erleben die Kinder mit, wie Hannibal Hase seine Annika trifft und beide gemeinsam den Frühling begrüßen. Gemeinsam mit den Hasen erholen sie sich am Abend durch die Progressive Muskelentspannung von den Strapazen des Tages, spielen als kleine Häschen ein Fangspiel und basteln lustige Hasengesichter.

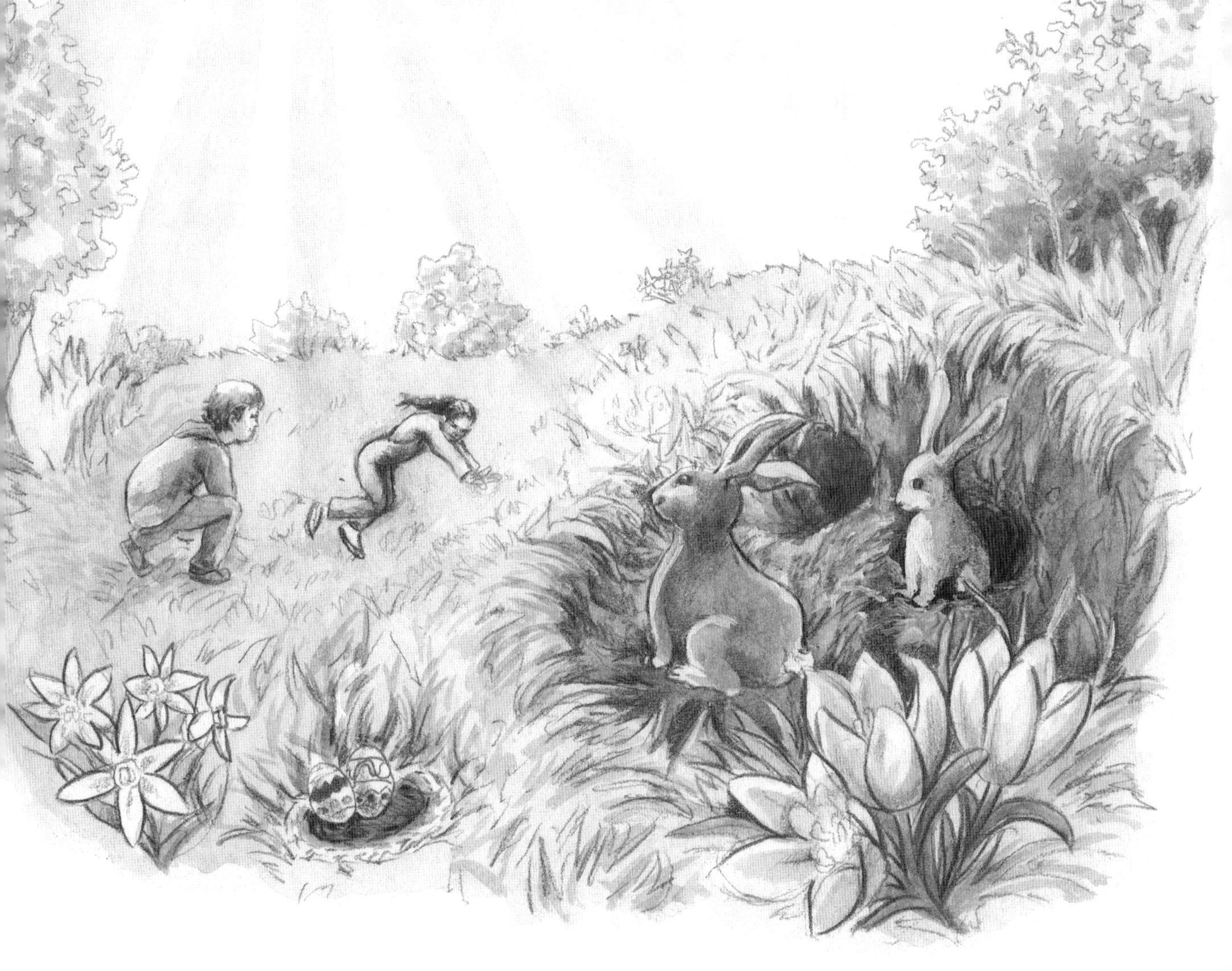

Der kleine Osterhase (AT)

Alter: ab 3 Jahren
Material: 1 Matte und Decke pro Kind, evtl. 1 Osternest als Dekoration

Die Kinder machen es sich auf den Matten bequem, so, wie sie am besten entspannen können – liegend, mit geöffneten oder geschlossenen Augen. Die Spielleitung fordert die Kinder auf, zuerst dreimal tief ein- und auszuatmen, dann wieder normal weiterzuatmen, und liest folgende Geschichte vor:

Am Waldrand in einer Höhle lebt der Hase Hannibal. Es gefällt ihm sehr gut in seinem gemütlichen, warmen Bau. Jeden Tag sitzt er vor seinem Bau und genießt die Stille.

(Ruheformel)
Hier oben am Waldrand ist es ganz still.
Sanft rascheln die Blätter im Wind.
Das beruhigt Hannibal.
Er wird ruhig und entspannt sich.

Heute ist ein sehr schöner Frühlingstag. Der Himmel ist hellblau und die Sonne schickt ihre warmen Strahlen herab. Hannibal sitzt vor seiner Höhle und lässt sich die Sonne auf seinen Pelz scheinen. Nach dem kalten Winter genießt er die warmen Sonnenstrahlen.

(Wärmeformel)
Ihm wird wohlig warm.
Er spürt, wie die Sonnenstrahlen ihn wärmen.
Immer wärmer und wärmer wird dem kleinen Hasen.
Er fühlt sich wohl und geborgen.
Wohlig warm und zufrieden liegt er vor seiner Höhle im grünen Gras.

Von den Bäumen zwitschern bereits die ersten Vögel. Auch sie freuen sich über die warme Sonne. Da kommt Hannibals Hasenfreundin Annika angehüpft. Sie möchte ihn zu einem Ausflug abholen. Gemeinsam hüpfen die beiden durch die saftig grüne Wiese. Die Grashalme kitzeln sie an ihren Näschen und Annika muss ein paar Mal kräftig niesen. Fröhlich springen die beiden über Wiesen und Felder. Überall sprießen die Blumen und die Bäume zeigen ihr erstes Grün. In den Gärten blühen bunte Krokusse, gelbe Osterglocken und selbst die Tulpen strecken schon ihre Triebe aus der Erde. Die beiden Hasen genießen es, so herumzuspringen. In einem Garten finden sie einige Osternester. Hier hat der Osterhase seine Arbeit schon erledigt und für die Kinder ein paar bunte Eier versteckt. Lange hüpfen die beiden Hasen herum, bis sie schließlich wieder vor Hannibals Höhle ankommen.

(Schwereformel)
Die beiden fühlen sich schwer und müde.
Ihre Beine sind schwer von dem vielen Hüpfen.
Schwer und erschöpft liegen sie im Gras vor der Höhle.
Annika fühlt, wie schwer ihre Beine von der Anstrengung sind.

(Ruheformel)
Beide Hasen liegen ruhig da und entspannen sich.
Um sie herum ist es ganz still.
Nur ein paar Vögel zwitschern.

(Ruheformel)
Der Wind streicht sanft durch die Baumspitzen.
Das gleichmäßige Säuseln des Windes beruhigt die beiden Hasen.
Sie werden immer ruhiger und ruhiger.

Hannibal und Annika spüren den Boden unter sich. Sie fühlen, wie fest und entspannt sie auf dem Boden liegen. Es ist ein gutes Gefühl, vom Boden getragen zu werden.

(Atemformel)
Während sie so entspannt sind, atmen sie ruhig und gleichmäßig.
Gleichmäßig wie das Geräusch des Windes fließt der Atem durch ihren Körper.
Sie fühlen, wie sie ruhig und gleichmäßig ein- und ausatmen.

Annika und Hannibal sind ein wenig müde und während die warmen Sonnenstrahlen sie einhüllen, fallen ihnen die Augen zu. Sie träumen von bunten Ostereiern, gelben Osterglocken und leuchtenden Krokussen. Im Traum hören sie immer noch das Zwitschern der Vögel und das Rascheln der Zweige im Wind. *„Kannst du dir vorstellen, mit ihnen auf einer Wiese zu liegen und zu träumen?“*

Zum Einschlafen hier aufhören!

(Rücknahme)
Langsam wird es auch für dich Zeit, zurückzukehren. Ich zähle jetzt langsam von 3 rückwärts. Bei 0 bist du wieder hellwach und voller Energie:

3 *Atme einmal tief durch!*
2 *Balle die Hände zu Fäusten!*
1 *Recke und strecke dich!*
0 *Augen auf und du bist hellwach und voller Energie!*

Alle Kinder recken und strecken sich. Sie strampeln mit den Füßen und bewegen die Arme, damit sie wieder richtig wach werden.

Überleitung

„Das war die Geschichte von Hannibal Hase. Als Nächstes machen wir alle zusammen eine kleine Hasenentspannung. Weil ihr aber nun so lange still wart, dürft ihr so richtig herumtoben. Lauft durch den Raum, schüttelt eure Arme und Beine, damit sie locker werden, und ab und zu könnt ihr einen kurzen, lauten Schrei ausstoßen.“

– Die Kinder bekommen Zeit für Bewegung. –

„Ich mache euch jetzt einmal die Hasenentspannung vor, danach legt ihr euch wieder alle hin, ich lese die Geschichte vor und ihr macht kräftig mit.“

Hasenentspannung (PME)

Alter: ab 4 Jahren
Material: 1 Matte pro Kind

Die Kinder liegen mit dem Rücken auf dem Boden, die Arme liegen dicht neben dem Körper und die Beine sind ausgestreckt. Die Spielleitung erzählt folgende Geschichte:

Annika und Hannibal hüpfen den ganzen Tag umher. Am Abend sind ihre Beine schwer und müde. Damit sich ihre Muskeln etwas entspannen können, haben sie sich eine kleine Übung ausgedacht. Schließlich möchten sie ja am nächsten Tag wieder durch Wiesen und Felder hüpfen.

„Heute darf ich die Übungen vorsagen“, bestimmt Annika. *„Gestern warst du an der Reihe.“* Hannibal ist einverstanden. *„Hör genau zu, was Annika sagt, und wenn sie ‚jetzt‘ sagt, machst du das nach, was sie dir vorgesagt hat. Viel Spaß bei der Hasenentspannung.“*

„Zuerst legen wir uns bequem auf den Rücken und atmen ein paar Mal tief ein und aus: ***„Jetzt!“***
Beide Hasen atmen tief ein und aus.

„Als Erstes sind die Arme an der Reihe“, sagt Annika. *„Die Hände werden zu Fäusten geballt, die Unterarme angewinkelt und die Oberarme auf den Boden gedrückt.“*
„Jetzt! 1 … 2 … 3 … 4 … 5 … loslassen!“
Beide Hasen lassen die Pfoten locker nach unten sinken.

„Wir wiederholen es gleich noch einmal“, verlangt Annika.
„Jetzt! 1 … 2 … 3 … 4 … 5 … loslassen!“
Die Pfoten fühlen sich schon viel lockerer an. Der Unterschied ist deutlich zu spüren. Die beiden Hasen genießen noch ein bisschen ihre lockeren Pfoten.

„Dann kommen wir zum Gesicht“; erklärt Annika. *„Wir stellen uns vor, wie wir in eine bittere Karotte beißen. Aber Vorsicht! Nicht die Zähne aufeinander beißen!“*
„Jetzt! 1 … 2 … 3 … 4 … 5 … loslassen!“
Die beiden Hasen entspannen ihr Gesicht wieder.

„Lass es uns gleich noch einmal machen“, sagt Annika.
„Jetzt! 1 … 2 … 3 … 4 … 5 … loslassen!“
Die Gesichter der beiden Hasen fühlen sich nun glatt und entspannt an. Annika und Hannibal freuen sich und genießen es noch eine Weile.

„So, jetzt zu den Schultern, dem Bauch und dem Po“, meint Annika. *„Die Schultern drücken wir nach unten in die Wiese, den Bauch ziehen wir ein und den Po spannen wir fest an.“*
„Jetzt! 1 … 2 … 3 … 4 … 5 … loslassen!“
Beide Hasen entspannen sich wieder. Sie spüren, wie ihr Rücken nun noch etwas fester auf dem Boden aufliegt.

„Das hat so gut getan, das wiederholen wir gleich noch einmal“, verlangt Annika.
„Jetzt! 1 … 2 … 3 … 4 … 5 … loslassen!“
Annika und Hannibal entspannen sich. Ihr Körper fühlt sich leicht und locker an. Sie atmen ein paar Mal tief ein und aus und genießen das leichte Gefühl.

„Zum Schluss fehlen noch die Beine“, sagt Annika. *„Das ist das Wichtigste beim Hüpfen! Die Zehen werden zur Nasenspitze gezogen und die gestreckten Beine auf den Boden gedrückt!“*
„Jetzt! 1 … 2 … 3 … 4 … 5 … loslassen!“
Locker und entspannt sinken die Beine auf den Boden zurück.

„Lass es uns noch einmal machen, das tut richtig gut“, meint Hannibal und bevor Annika etwas sagen kann, ruft er:
„Jetzt! 1 … 2 … 3 … 4 … 5 … loslassen!“
Die Beine sind nun entspannt und locker.

Der ganze Körper liegt entspannt und locker auf der Wiese. Das gefällt den beiden Hasen und sie schließen ein wenig die Augen und fangen an zu träumen. Die Hasen träumen von dicken Kohlköpfen und saftigen Karotten. *„Und von was träumst du?“*

Zum Einschlafen hier aufhören!

(Rücknahme)
Langsam wird es auch für dich Zeit, zurückzukehren. Ich zähle jetzt langsam von 3 rückwärts. Bei 0 bist du wieder hellwach und voller Energie:

3 Atme einmal tief durch!
2 Balle die Hände zu Fäusten!
1 Recke und strecke dich!
0 Augen auf und du bist hellwach und voller Energie!

Alle Kinder recken und strecken sich. Sie strampeln mit den Füßen und bewegen die Arme, damit sie wieder richtig wach werden.

Überleitung
„Ihr habt das ganz toll gemacht. Jetzt dürft ihr euch bei einem Spiel richtig austoben.“

Hasen fangen (Spielen)

Alter: ab 3 Jahren
Gruppenstärke: 6-8 Kinder

Die Spielleitung legt mit den Kindern einen „Fängerhasen“ fest. Alle Kinder gehen in die Hocke. Sie sind lauter kleine Hasen. Der Fängerhase hoppelt gemeinsam mit den anderen Hasen herum und schlägt sie alle der Reihe nach ab. Die Hasen, die er abgeklatscht hat, bleiben auf der Stelle sitzen. So entsteht ein wildes Hasenhoppeln. Sind alle Hasen gefangen, wird ein neuer Fängerhase ausgesucht.

Variante
In größeren Gruppen können auch mehr „Fängerhasen“ bestimmt werden. Hier bietet es sich an, den Fängerhasen ein andersfarbenes T-Shirt o. Ä. zu geben, damit sie von den anderen Hasen erkannt werden.

Überleitung
„Nach dem Hasenspiel wollen wir alle ein lustiges Hasengesicht basteln.“

Lustige Hasengesichter (Basteln)

Eier mit lustigen Hasengesichtern sind ein echter „Hingucker“ im Osternest. Sie eignen sich auch gut zum Verschenken und sind leicht gemacht.

Alter: ab 4 Jahren
Material: gekochte Eier (Anzahl je nach Bedarf), braunes Tonpapier, schwarze Filzstifte, Klebstoff, Scheren, evtl. ein Ei als Vorlage aufstellen

Jedes Kind erhält ein oder mehrere gekochte Eier. Die Kinder malen auf ihr Ei ein Hasengesicht mit Augen, einem Stupsnäschen, Schnurrbarthaaren und einem süßen Hasenmund auf. Wer möchte, kann auch noch zwei vorstehende Hasenzähne ergänzen. Aus dem braunen Tonpapier schneiden sie lange Ohren aus. Diese kleben sie rechts und links an ihr Eigesicht. Fertig ist das Osterhasenei.

Hinweis
Kleine Kinder, die noch nicht so gut malen können, bemalen das Ei einfach mit bunter Farbe.

Die Tulpen blühen

So, wie Bäume und Tiere wieder neue Energie schöpfen aus der Kraft des Frühlings, spüren auch die Blumenzwiebeln unter der Erde das kommende Frühjahr. Tief in der dunklen Erde können sie es kaum erwarten, die ersten Sonnenstrahlen zu erblicken. Mit all ihrer Kraft drängen sie der Oberfläche entgegen, bis sie endlich am Ziel ihrer Wünsche sind.

Im AT begleiten die Kinder zwei kleine Tulpenzwiebeln auf ihrem langen Weg an die Erdoberfläche, genießen die Tulpenmassage und basteln bunte Frühlingsblumen.

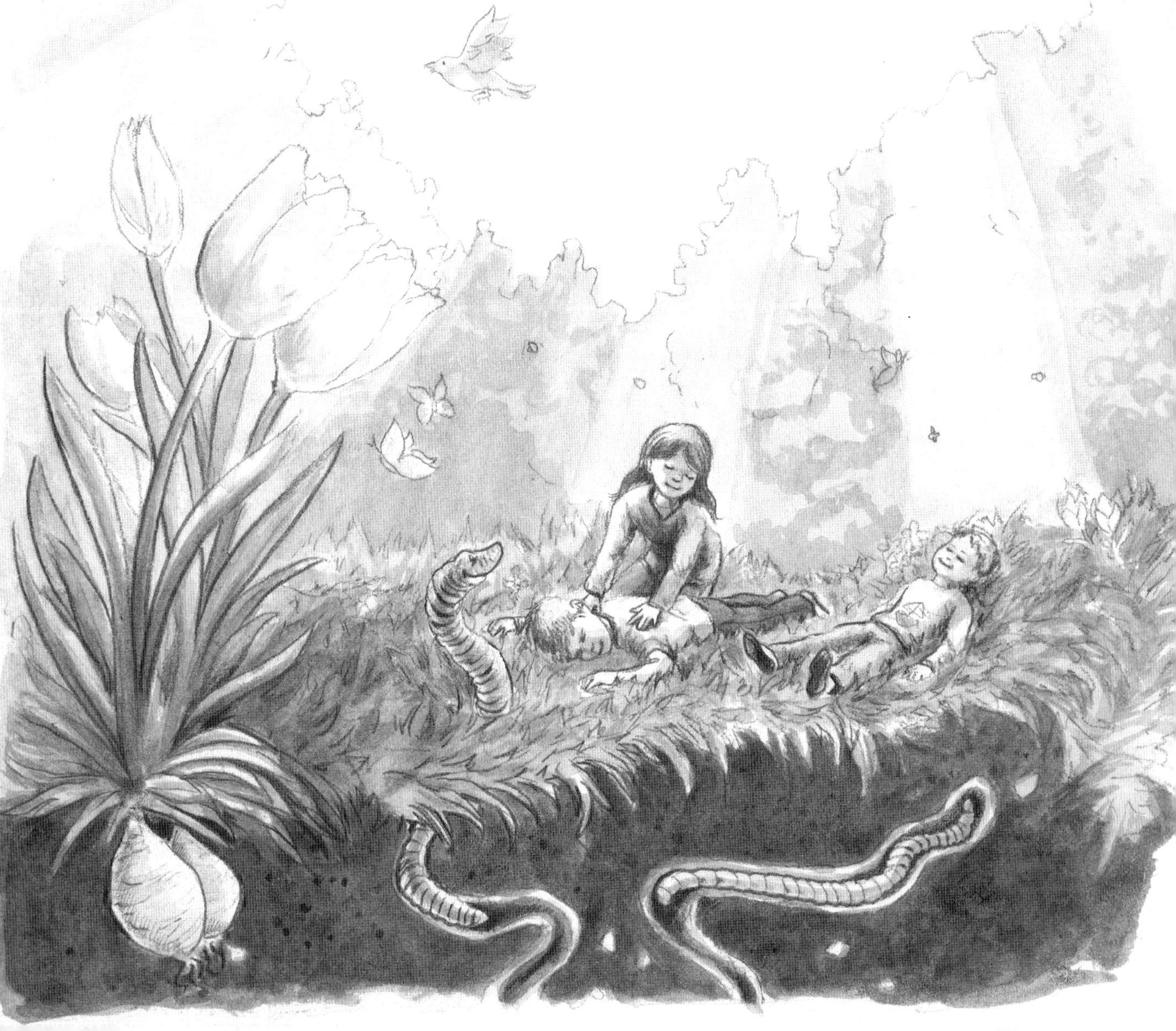

Zwei mutige Tulpen (AT)

Alter: ab 3 Jahren
Material: 1 Matte und Decke pro Kind, evtl. ein Töpfchen mit Blumen oder Tulpenzwiebeln als Dekoration

Die Kinder machen es sich auf den Matten bequem, so, wie sie am besten entspannen können – liegend, mit geöffneten oder geschlossenen Augen. Die Spielleitung fordert die Kinder auf, zuerst dreimal tief ein- und auszuatmen, dann wieder normal weiterzuatmen, und liest folgende Geschichte vor:

In der Erde, Seite an Seite, liegen zwei kleine Tulpenzwiebeln. Sie liegen dort schon den ganzen Winter über und schlummern vor sich hin. Hier unter der Erde ist es stockfinster. Doch die beiden Tulpenzwiebeln fühlen sich wohl. Es ist warm und sie fühlen sich sicher und geborgen.

(Ruheformel)
Unter der Erde ist es ganz still.
Angenehm ruhig ist es so tief in der Erde.

Ab und zu kommt ein Regenwurm vorbei und lockert die Erde auf. Er erzählt den Tulpenzwiebeln Geschichten von der Welt über der Erde. Von Gras und Bäumen, aber auch von den gierigen Vögeln, die ihn gerne fressen wollen. Als die beiden Tulpenzwiebeln das hören, beschließen sie, unter der Erde zu bleiben. Hier fühlen sie sich sicher.

Doch eines Tages spüren sie, wie sich in ihnen ein Gefühl regt. Es ist der unwiderstehliche Drang nach oben, an die Oberfläche zu gehen. Um sie herum wird die Erde jeden Tag wärmer und sie spüren, dass dort oben etwas ganz Besonderes auf sie wartet. Die beiden Tulpenzwiebeln verlieren jede Angst und recken und strecken sich, so gut sie können. Leider ist die Erde um sie herum sehr fest und trotz aller Anstrengung schaffen sie es nicht gleich, nach oben durchzubrechen.

(Schwereformel)
Von der Anstrengung fühlen sich die Tulpenzwiebeln schwer und müde.
Müde und erschöpft liegen sie nebeneinander in der Erde.
Alles an ihnen wird schwer und immer schwerer.

Jeden Tag versuchen die Tulpenzwiebeln, mit ihren Trieben ein Stück weiter nach oben zu kommen. Es ist so anstrengend und am liebsten würden sie aufgeben. Da beginnt es, zu regnen.

(Ruheformel)
Ruhig und gleichmäßig fallen die Regentropfen auf die Erde.
Die Tulpenzwiebeln lauschen dem ruhigen und gleichmäßigen Prasseln der Regentropfen.
Immer mehr Regentropfen fallen vom Himmel.
Das Geräusch des fallenden Regens wirkt beruhigend.

Die Regentropfen sickern hinab in die tiefe Erde zu den beiden Tulpenzwiebeln. Das Wasser des Regens erfrischt sie und sie schöpfen neue Kraft. Noch einmal nehmen sie all ihre Kräfte zusammen und recken und strecken sich. Mit einem Ruck brechen sie durch die lockere Erde. Um sie herum wird es hell. Sie spüren, wie die Regentropfen auf sie herunterfallen und sie mit ihrem weichen Wasser sauber waschen. Die beiden Tulpen genießen es. Nach einer Weile hört es auf, zu regnen. Die dunklen Wolken verschwinden und die Sonne spitzt hervor.

(Wärmeformel)
Ihre goldenen Strahlen wärmen die beiden Tulpen.
Den Tulpen wird es wohlig warm.
Sie recken und strecken sich immer weiter der Sonne entgegen.
Ihnen wird wärmer und wärmer.
Die Wärme dringt bis unter die Erde und wärmt ihre Wurzeln.

Ein paar Tage später sind aus den beiden Tulpenzwiebeln zwei wunderschöne rote Tulpen geworden. Gemeinsam mit den anderen Blumen wiegen sie sich im Frühlingswind.

(Ruheformel)
Sie schwingen sanft hin und her.
Der Wind beruhigt die beiden Tulpen.
Sie genießen es, sich sanft im Wind zu wiegen.

Fast jeden Tag scheint die Sonne und wärmt die bunten Blumen mit ihren goldenen Strahlen. Sie kitzelt sie liebevoll an den Blättern, am Stängel und der Blüte und schenkt ihnen Licht und Wärme.
Natürlich kommt auch der Regenwurm gelegentlich vorbei und besucht die beiden wunderschönen Tulpen. Bisher hat ihn der Vogel noch nicht erwischt.

Die beiden Tulpen sind sehr froh, dass sie es gewagt haben, aus der Erde an die Oberfläche zu kommen. Hier gibt es jeden Tag etwas Neues zu entdecken, denn die Welt ist bunt.

Am Abend, wenn es dunkel wird, klappen sie ihre Blütenblätter zusammen und schlummern ein. Sie träumen wunderschöne Träume. Vielleicht von einer Reise zur Sonne? Oder auch von einem Flug mit dem Wind. *„Und von was träumst du?“*

Zum Einschlafen hier aufhören!

(Rücknahme)
Langsam wird es auch für dich Zeit, zurückzukehren. Ich zähle jetzt langsam von 3 rückwärts. Bei 0 bist du wieder hellwach und voller Energie:

3 Atme einmal tief durch!
2 Balle die Hände zu Fäusten!
1 Recke und strecke dich!
0 Augen auf und du bist hellwach und voller Energie!

Alle Kinder recken und strecken sich. Sie strampeln mit den Füßen und bewegen die Arme, damit sie wieder richtig wach werden.

Überleitung

„Das war die Geschichte von den zwei Tulpen. Welche Blumen kennt ihr noch außer Tulpen? Welche Farben haben denn Tulpen? Habt ihr welche im Garten?“

– Die Kinder bekommen Zeit zum Erzählen. –

„Jetzt sucht sich jeder einen Partner und genießt bei einer Massage das Wachsen der beiden Tulpenzwiebeln.“

Tulpenmassage

Alter: ab 3 Jahren
Material: 1 Matte für jeweils 2 Kinder

Jeweils zwei Kinder tun sich zusammen. Ein Kind liegt auf dem Bauch oder sitzt mit zugewandtem Rücken vor dem anderen Kind. Dieses massiert den Rücken des Kindes nach Vorgabe der Geschichte. Die Spielleitung liest:

Zwei Tulpenzwiebeln liegen ruhig nebeneinander im Erdreich.
(Hinweis für die Kinder: *„Die flachen Hände nebeneinander auf den Rücken legen."*)

Um sie herum lockern die Regenwürmer die Erde auf.
(Hinweis für die Kinder: *„Rücken kneten."*)

Sie erzählen von Vögeln, die sie fressen wollen.
(Hinweis für die Kinder: *„Mit den Fingerspitzen über den Rücken ‚picken'."*)

Da bekommen die Tulpenzwiebeln Angst und möchten unter der Erde bleiben.
(Hinweis für die Kinder: *„Die flachen Hände nebeneinander auf den Rücken legen."*)

Doch eines Tages verspüren sie den Drang, nach oben zu kommen.
(Hinweis für die Kinder: *„Mit den Handflächen von unten nach oben über den Rücken streichen."*)

Sie recken und strecken sich und versuchen nach oben durchzubrechen.
(Hinweis für die Kinder: *„Rücken kneten."*)

Endlich haben sie es geschafft! Oben empfangen sie bereits die ersten Sonnenstrahlen.
(Hinweis für die Kinder: *„Mit gespreizten Fingern von oben nach unten über den Rücken streichen."*)

Auch der Frühlingswind heißt sie willkommen.
(Hinweis für die Kinder: *„Mit den Handflächen kreisend über den Rücken streichen."*)

Manchmal fallen auch ein paar Regentropfen vom Himmel, damit die Tulpen nicht verdursten.
(Hinweis für die Kinder: *„Mit den Fingerspitzen über den Rücken trippeln."*)

Die beiden Tulpen strahlen vor Glück.
(Hinweis für die Kinder: *„Mit den flachen Händen den Rücken nach allen Seiten ausstreichen."*)

Die Massage kann auch beliebig oft wiederholt werden. Viele Kinder lassen sich gerne auch mehrmals massieren.

Möglicher Wiederholungssatz am Ende:
„Viele andere Blumen drängen auch noch an die Oberfläche."

Am Ende der Geschichte werden die Rollen getauscht.

Überleitung

„Das war nun sehr entspannend und erholsam. Jetzt habt ihr Kraft getankt, damit wir zusammen ein paar bunte Frühlingsblumen basteln können."

Bunte Frühlingsblumen (Basteln)

Diese bunten Blumen verwelken nie und sind einfach zu basteln. Sie eignen sich gut als Muttertagsgeschenk.

Alter: ab 5 Jahren
Material: mehrere bunte Papierquadrate (etwa 9 cm × 9 cm), grünes Tonpapier, 1 Schere pro Kind, Kleber

Die Spielleitung bereitet bunte Papierquadrate vor und legt sie zusammen mit den grünen Pfeifenputzern, den Scheren und dem Kleber auf einen Basteltisch. Die Kinder falten die bunten Papierquadrate in der Mitte zusammen. Am Falz zeichnen sie nun die Hälfte einer Blume ein und schneiden sie entlang der Markierung aus. Das wiederholen sie noch zweimal, sodass sie am Ende drei Blumen haben. Den grünen Pfeifenputzer kleben sie ans untere Ende einer Blüte als Stängel. Die Blüten kleben sie am Falzstreifen aneinander, dass die Blütenblätter zur Seite hin abstehen. So entsteht eine plastische Blume. Die Kinder können auch einen ganzen Muttertagsstrauß basteln.

Variante (ab 3 Jahren)

Die Blüten werden nicht aneinandergeklebt, sondern einfach nur aufgeklappt. Die Kinder kleben sie auf ein Blatt Papier und malen Stängel und Blätter dazu.

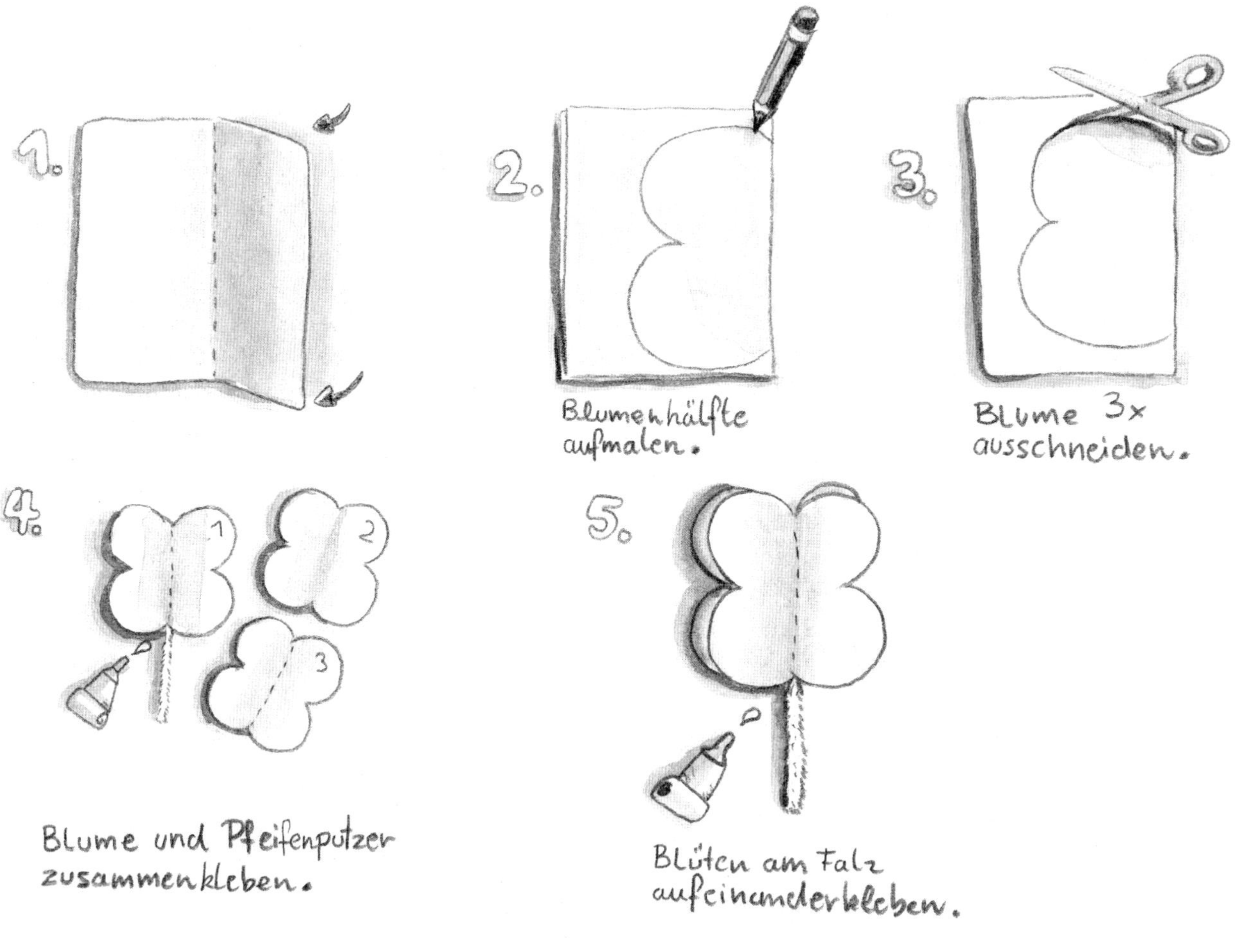
1.
2.
Blumenhälfte aufmalen.
3.
Blume 3x ausschneiden.
4.
1
2
3
Blume und Pfeifenputzer zusammenkleben.
5.
Blüten am Falz aufeinanderkleben.

Vom Löwenzahn zur Pusteblume

Im Frühling überziehen ganze Blütenmeere die grünen Wiesen. Überall sprießt neues Leben heraus und macht die Welt ein bisschen bunter. Eine der häufigsten Frühlingsblumen ist der gelbe Löwenzahn. Er wächst auf fast jeder Wiese, am Straßenrand und im Garten. Sein sattes Gelb leuchtet hell in der Frühlingssonne und wirkt frisch und lebendig.

Im AT erleben die Kinder die Wandlung von der gelben Löwenzahnblüte zur weißen Pusteblume, spüren in einer Massage hautnah der Verwandlung nach und genießen als krönenden Abschluss noch leckere Kartoffeln mit frischem Frühlingsquark.

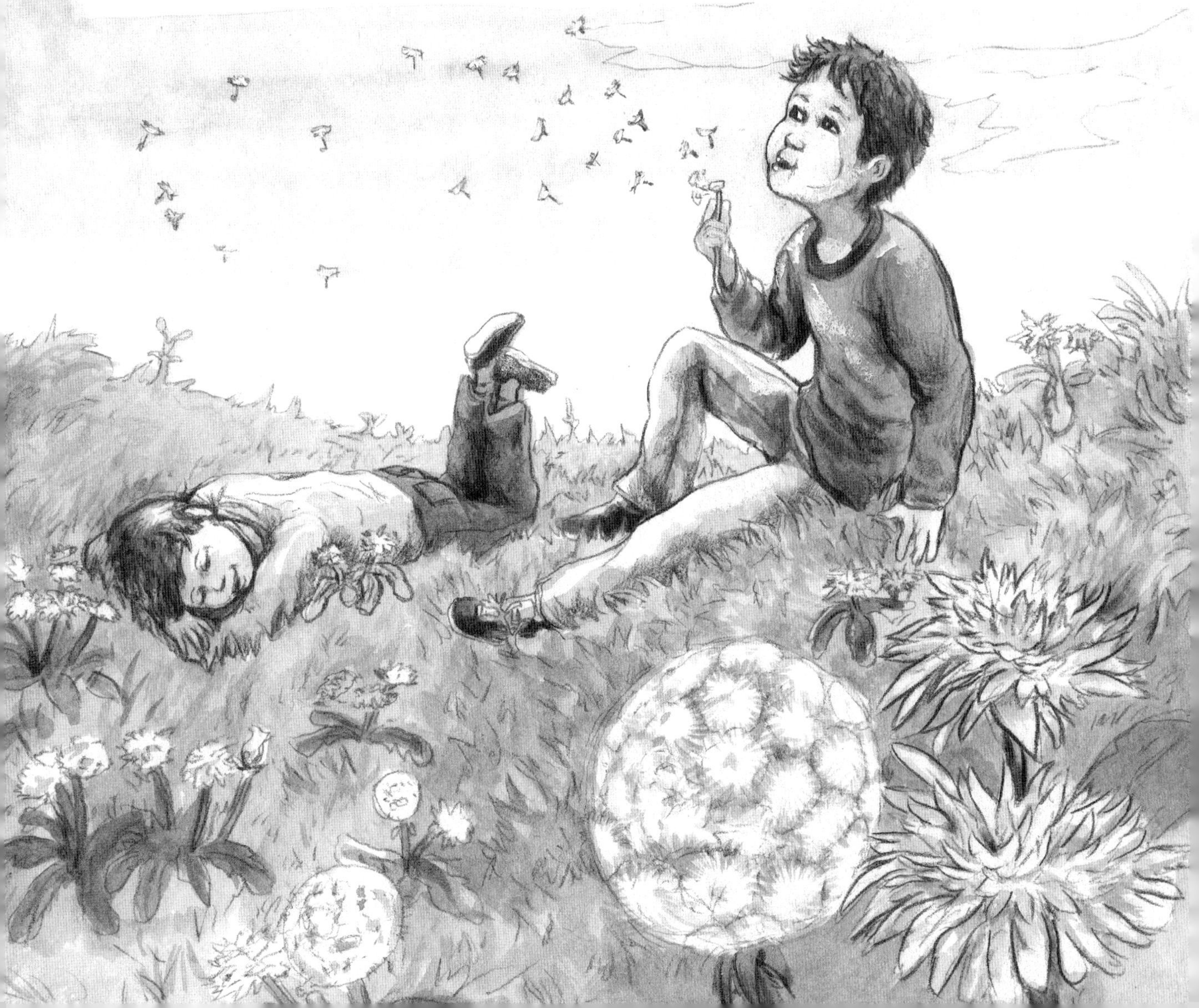

Pusteblume flieg! (AT)

Alter: ab 3 Jahren
Material: 1 Matte und Decke pro Kind, evtl. mehrere Löwenzahnblüten als Dekoration in die Mitte legen.

Die Kinder machen es sich auf den Matten bequem, so, wie sie am besten entspannen können – liegend, mit geöffneten oder geschlossenen Augen. Die Spielleitung fordert die Kinder auf, zuerst dreimal tief ein- und auszuatmen, dann wieder normal weiterzuatmen, und liest folgende Geschichte vor:

„Hast du dich schon einmal gefragt, warum auf den Wiesen so viele goldgelbe Löwenzahnblüten blühen? Im Frühjahr, wenn es wärmer wird, sprießen sie aus der Erde und überziehen ganze Wiesen mit ihren leuchtend gelben Blüten."

Mitten auf einer Wiese ragt ein grüner Stängel mit einer Knospe empor. Aus dieser Knospe soll einmal eine Löwenzahnblüte entstehen. Als die ersten Sonnenstrahlen alles wach kitzeln, strengt sich auch der Löwenzahn an und möchte seine Blüte öffnen. Er mobilisiert alle seine Kräfte . Mehr und mehr strengt er sich an.

(Schwereformel)
Sein Stängel und die Blätter werden ganz schwer.
Durch die Anstrengung ist alles an ihm schwer geworden und hängt herunter.
Immer schwerer und schwerer werden die Blätter des Löwenzahns.

Gerade als er aufgeben will, öffnet sich seine Blüte. Ein helles Gelb erstrahlt und die winzigen Blüten strecken und recken sich der Sonne entgegen.

(Wärmeformel)
Die Sonne belohnt sie für ihre Mühe und schickt ihre wärmenden Strahlen herunter.
Den Blüten wird wohlig warm.
Sie leuchten und strahlen, während die Sonne sie wärmt.
Die wohlige Wärme strömt bis tief nach innen.
Glücklich und geborgen fühlen sich die kleinen Blüten des Löwenzahns.

So geht das nun Tag für Tag. Sobald die Sonne scheint, kommen die kleinen, goldgelben Blüten zum Vorschein und wärmen sich am Licht der Sonne. Um sie herum stehen noch viele andere Löwenzahnblüten und alle leuchten um die Wette mit der Sonne. *„Kannst du dir eine ganze Wiese mit Löwenzahn vorstellen? Lass dir ruhig Zeit!"*

– kurze Pause –

Doch eines Morgens sind die Blüten nicht mehr goldgelb. Ihr Kleid ist weiß und flaumig geworden. Sie fühlen sich federleicht und würden am liebsten mit dem Wind davonschweben. „Geht nur", sagt der Löwenzahn. „Der Wind trägt euch und im nächsten Jahr werdet ihr selber so ein wunderschöner Löwenzahn wie ich einer bin."

Das lassen sich die kleinen, weißen Blütenschirmchen nicht zweimal sagen. Mit dem nächsten Windstoß erheben sie sich in die Lüfte. Sie gleiten über die Wiese hinweg. Sanft streifen sie Grashalme und Blumen. Immer mehr der weißen, flaumigen Schirmchen gesellen sich zu ihnen und gemeinsam schweben sie durch die Luft.

(Ruheformel)
Ruhig und gleichmäßig treibt der Wind sie weiter.
Sanft und ruhig schweben sie dahin.
Sie werden immer ruhiger und entspannter.
Der Wind schaukelt sie ruhig und gleichmäßig durch die Lüfte.
Immer ruhiger und ruhiger werden die kleinen Schirmchen.

Nach einer Weile setzt der Wind sie sanft irgendwo auf Feldern und Wiesen ab. Tief sinken die weißen Blüten herab und ruhen sich aus. Sie liegen da und träumen. In ihrem Traum fliegen sie über eine grüne Wiese, streifen mit ihren Füßen die Grashalme, riechen den Geruch des Frühlings und spüren, wie der warme Wind sie umhüllt. *„Kannst du dir vorstellen, mit ihnen zu fliegen? Träume auch du ein wenig."*

Zum Einschlafen hier aufhören!

(Rücknahme)
Langsam wird es auch für dich Zeit, zurückzukehren. Ich zähle jetzt langsam von 3 rückwärts. Bei 0 bist du wieder hellwach und voller Energie:

3 Atme einmal tief durch!
2 Balle die Hände zu Fäusten!
1 Recke und strecke dich!
0 Augen auf und du bist hellwach und voller Energie!

Alle Kinder recken und strecken sich. Sie strampeln mit den Füßen und bewegen die Arme, damit sie wieder richtig wach werden.

Überleitung

„Das war die Geschichte von dem kleinen Löwenzahn. Kennt jemand von euch Löwenzahn? Habt ihr auch schon einmal an einer Pusteblume geblasen? Kennt ihr Tiere, die Löwenzahn fressen? Können Menschen ihn auch essen?"

– Die Kinder bekommen Zeit zum Erzählen. –

„Nun wisst ihr ganz viel über den Löwenzahn. Dann seid ihr ja bereit, eine kleine Pusteblumenmassage zu genießen. Sucht euch schnell einen Partner."

Pusteblumenmassage

Alter: ab 3 Jahren
Material: 1 Matte für jeweils 2 Kinder

Jeweils zwei Kinder tun sich zusammen. Ein Kind liegt auf dem Bauch oder sitzt mit zugewandtem Rücken vor dem anderen Kind. Dieses massiert den Rücken des Kindes nach Vorgabe der Geschichte. Die Spielleitung liest:

Mitten auf der Wiese steht ein grüner Stängel mit einer grünen Knospe am oberen Ende. (Hinweis für die Kinder: *„Beide Handflächen nebeneinander ruhig auf den Rücken legen."*)

Die Sonne geht auf und schickt ihre warmen, goldenen Strahlen nach unten. (Hinweis für die Kinder: *„Mit gespreizten Fingern von oben nach unten über den Rücken streichen."*)

Da bricht auf einmal die Knospe auf. (Hinweis für die Kinder: *„Mit den Handflächen nach außen den Rücken ausstreichen."*)

Heraus kommt eine gelbe, strahlende Blüte, ein Löwenzahn. (Hinweis für die Kinder: *„Immer noch mit den Handflächen nach außen den Rücken ausstreichen.“)*

Der kleine Löwenzahn genießt die warmen Sonnenstrahlen. (Hinweis für die Kinder: *„Mit gespreizten Fingern von oben nach unten über den Rücken streichen.“)*

Ab und zu fällt auch etwas Regen, damit der Löwenzahn nicht verdurstet. (Hinweis für die Kinder: *„Mit den Fingerspitzen über den Rücken trippeln.“)*

Auch der warme Wind kommt den Löwenzahn ab und zu einmal besuchen. (Hinweis für die Kinder: *„Mit den Handflächen wellenförmig über den Rücken streichen.“)*

Eines Morgens fühlt sich der Löwenzahn federleicht. (Hinweis für die Kinder: *„Sanft mit den Handflächen über den Rücken streichen.“)*

Sein Blütenkleid ist ganz weiß und flauschig geworden. (Hinweis für die Kinder: *„Mit den Handflächen kreisförmig über den Rücken streichen.“)*

Da kommt ein Windstoß und die weißen Schirmchen fliegen mit dem Frühlingswind nach allen Seiten davon. (Hinweis für die Kinder: *„Mit gespreizten Fingern nach allen Seiten über den Rücken streichen.“)*

An der Stelle, auf der sie landen, wächst nächstes Jahr ein neuer Löwenzahn und dann beginnt alles von vorne.

Überleitung

„Nachdem ihr nun so viel geleistet habt, seid ihr sicher hungrig. Gemeinsam bereiten wir nun Kartoffeln mit Frühlingsquark zu. Was denkt ihr kommt so alles in einen Frühlingsquark?“

– Die Kinder bekommen Zeit zum Erzählen. –

„Da sind euch ja viele Zutaten eingefallen. Dann wollen wir sehen, was wir alles hier haben.“

Kartoffeln mit Frühlingsquark (Kochen)

Alter: ab 3 Jahren
Zutaten (Rezept für ca. 6 Kinder): 500 g Quark, 6–8 Kartoffeln, Schnittlauch, Petersilie, Frühlingszwiebeln, 2 Radieschen, 1 Tomate, etwas Paprika und Salatgurke, Pfeffer und Salz; evtl. Joghurt und Brot
Material: 1 Schüssel, Messer, Schneidebretter, Löffel in der Anzahl der Kinder

Die Spielleitung stellt die Kartoffeln mit etwas Wasser auf den Herd (Achtung: Kochzeit mind. 35 Minuten, also rechtzeitig aufsetzen!). Die Kinder waschen ihre Kräuter und das Gemüse gründlich und schneiden alles klein. Sie geben alles zusammen mit dem Quark in eine Schüssel und würzen zum Schluss mit Salz und Pfeffer.

Variante

Die Kinder geben noch ca. 200 Gramm Joghurt in den Quark, damit dieser etwas weicher wird. Wer möchte, kann auch Brot dazu essen.

Zilly Zitronenfalter flattert durch die Lüfte

Im kalten Winter erstarren die Insekten, doch sobald der Frühling einzieht, kehrt das Leben in ihre kalten Glieder zurück. Sie recken und strecken sich, nehmen begierig jeden Sonnenstrahl in sich auf, um danach munter die bunte, neu erwachte Frühlingswelt zu genießen.

Vor allem die frisch geschlüpften Schmetterlinge erstrahlen in neuer Pracht und machen mit ihren vielfarbigen Gewändern den bunten Blumen Konkurrenz.

Im Autogenen Training schweben die Kinder gemeinsam mit Zilly, dem Zitronenfalter in den Frühling, lassen sich bei der Körperfühlübung in der Malerwerkstatt Formen und Figuren auf den Rücken malen und basteln so viele bunte Schmetterlinge, wie sie möchten.

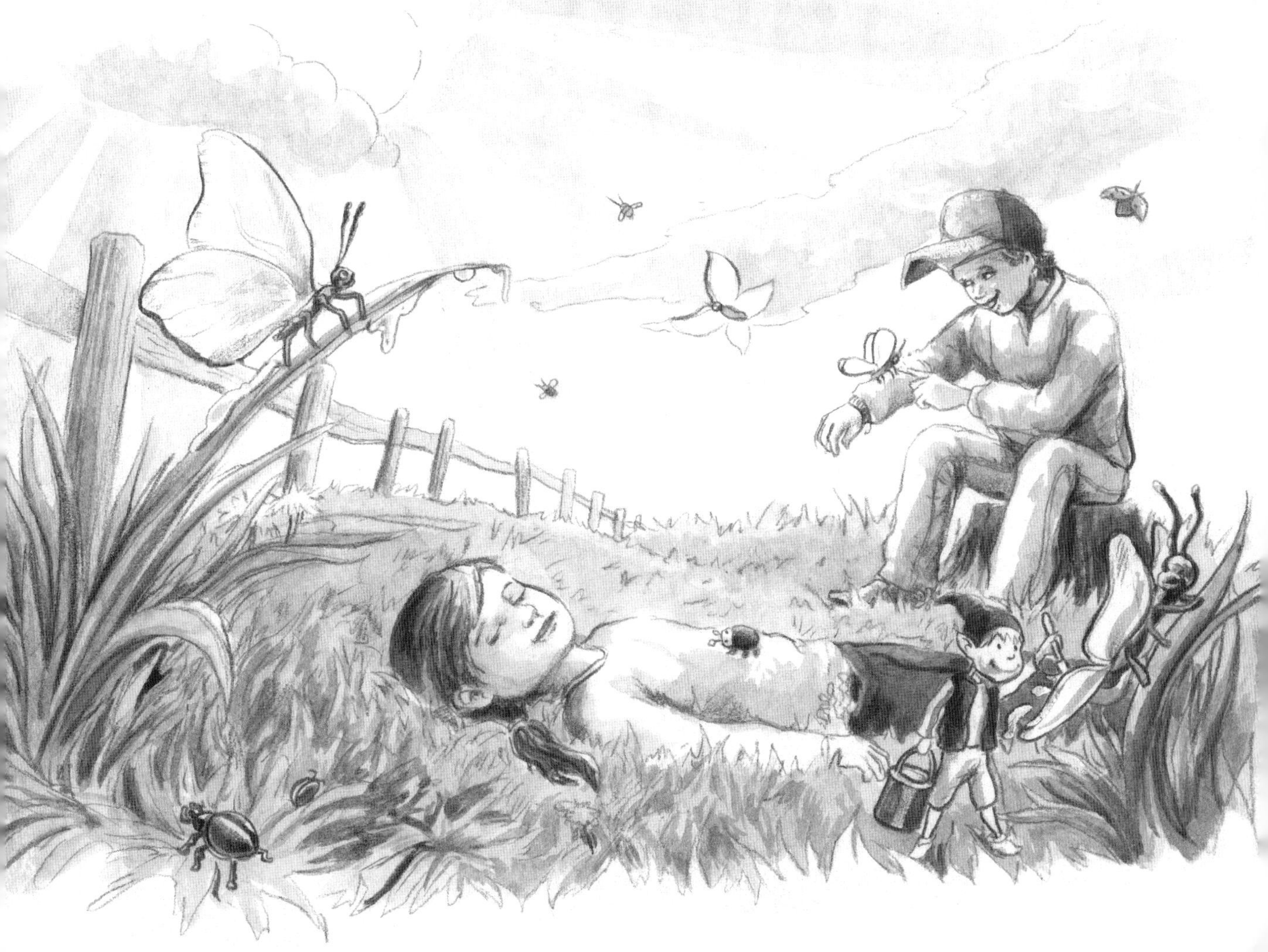

Zilly im Frühlingsrausch (AT)

Alter: ab 3 Jahren
Material: 1 Matte und Decke pro Kind, evtl. Deko-Schmetterlinge

Die Kinder machen es sich auf den Matten bequem, so, wie sie am besten entspannen können – liegend, mit geöffneten oder geschlossenen Augen. Die Spielleitung fordert die Kinder auf, zuerst dreimal tief ein- und auszuatmen, dann wieder normal weiterzuatmen, und liest folgende Geschichte vor:

Zilly Zitronenfalter freut sich: Der Frühling ist gekommen. Endlich kann sie nach der Winterruhe wieder fliegen und gemeinsam mit dem Wind durch die Lüfte schweben. Der Winter war lang und hart. Zilly freut sich nun darauf, die Sonnenstrahlen auf ihre Flügel scheinen zu lassen. Langsam und vorsichtig öffnet sie ihre Flügel nach der langen Winterruhe.

(Schwereformel)
Alles an ihr ist starr und schwer.
Vorsichtig reckt und streckt sie ihre schweren Glieder.
Ihre Flügel sind ganz schwer.
Sie fühlt sich schwer und erschöpft.

Als sie ihre Flügel öffnet, spürt sie bereits die warmen Sonnenstrahlen.

(Wärmeformel)
Die Sonne wärmt sie.
Zilly wird es wohlig warm.
Sie lässt die Wärme in ihre Flügel strömen.
Immer wärmer und wärmer wird dem Schmetterling.

Je länger Zilly sich von der Sonne wärmen lässt, um so lebendiger fühlt sie sich. Bald hält Zilly nichts mehr und sie breitet ihre Flügel weit aus und erhebt sich in die Lüfte.
Anmutig und majestätisch schwebt sie über die Wiesen. Unter ihr erwacht alles zum Leben. Die Blumen öffnen ihre Blüten, die Käfer krabbeln herum und die Bienen summen von Blüte zu Blüte, um Nektar zu sammeln.

Auf den Grashalmen liegen noch die Tautropfen des Morgens. Sie glitzern in der Sonne wie Diamanten. Bunt schillern sie im Licht der Sonne wie ein Regenbogen, gefangen in einem Tropfen Wasser.

Vorsichtig lässt sich Zilly auf einem Grashalm nieder. Sie beugt sich herab und betrachtet einen der bunt schillernden Tropfen. Er lädt ein zum Träumen. Je länger Zilly hineinschaut, umso tiefer versinkt sie in einer Welt aus Farben.

(Ruheformel)
Ruhig und gleichmäßig wiegt der Wind den Grashalm hin und her.
Zilly wird immer ruhiger und ruhiger.
Das Säuseln des Windes beruhigt sie.
Sanft schwingt sie auf dem Grashalm hin und her.
Das ruhige und gleichmäßige Schaukeln lässt Zilly immer ruhiger und entspannter werden.

Immer weiter versinkt Zilly in der bunten Welt des Tautropfens.
In dem Tautropfen kann sie alles sehen, was sie möchte. *„Stell dir den Tautropfen genau vor. Blicke hinein, was siehst du?“*

– **kurze Pause** –

(Sonnengeflecht)
Die warmen Farben strömen sanft in Zillys Bauch. Wie ein warmer Strom fließen die Farben in ihren Bauch.
Sie spürt, wie sie ihr Kraft und Energie geben.

Die Kraft und Energie fließt durch ihren ganzen Körper.
Sie strömt in den Bauch und fließt von dort in die Arme bis in die Fingerspitzen. Zilly spürt es als leichtes Kribbeln. Immer weiter fließt die Energie der Farben in ihre Beine, bis nach vorne in die Zehenspitzen. Ihr Körper fühlt sich leicht an.
Die Wärme und Kraft der Farben füllt sie ganz aus. Ihre Flügel leuchten in bunten Farben wie ein Regenbogen. Leicht wie eine Feder erhebt sich Zilly in die Lüfte und schwebt davon. Nun ist sie erfüllt von Energie. Sie fühlt sich stark und frei.
Fröhlich schwebt sie der Sonne entgegen, tanzt mit ihren goldenen Strahlen und lässt sich durch die samtweiche Frühlingsluft gleiten.
Der Tautropfen war wie eine Kraftquelle für Zilly und wenn sie möchte, kann sie jeden Morgen neue Kraft daraus schöpfen.

„Kannst du dir vorstellen, wie die Kraft der Farben auch in dich hineinströmt? Welche Farben siehst du in einem Tautropfen? Stell es dir genau vor und auch du wirst die Wärme, Kraft und Energie der Farben spüren."

Zum Einschlafen hier aufhören!

(Rücknahme)
Langsam wird es auch für dich Zeit, zurückzukehren. Ich zähle jetzt langsam von 3 rückwärts. Bei 0 bist du wieder hellwach und voller Energie:

3 Atme einmal tief durch!
2 Balle die Hände zu Fäusten!
1 Recke und strecke dich!
0 Augen auf und du bist hellwach und voller Energie!

Alle Kinder recken und strecken sich. Sie strampeln mit den Füßen und bewegen die Arme, damit sie wieder richtig wach werden.

Überleitung

„Das war die Geschichte von Zilly Zitronenfalter. Schmetterlinge sind oftmals sehr farbenfroh. Kennt ihr einige Schmetterlingsarten? Habt ihr schon Schmetterlinge gesehen?"

– Die Kinder bekommen Zeit zum Erzählen. –

„Als Nächstes dürft ihr die Malerwerkstatt besuchen. Hier bekommen die Schmetterlinge ihr buntes Kleid. Sucht euch einen Partner."

Malerwerkstatt (Körperfühlübung)

Alter: ab 3 Jahren
Material: große Malerpinsel für jedes Kind, evtl. Entspannungsmusik

Ein Kind (der Schmetterling) legt sich mit dem Bauch auf den Boden, die Arme sind vom Körper abgespreizt. Das andere Kind ist der Malermeister. Es bekommt einen Pinsel und malt nun den Schmetterling mit bunten Fantasiefarben an

(Es handelt sich um keine echten, sondern um Fantasiefarben, die in der Vorstellung der Kinder aufgetragen werden.). Die Spielleitung liest die nachfolgende Geschichte vor und der Malermeister führt entsprechend seinen Pinsel:

In der Wichtelwerkstatt ist im Frühjahr viel los. Alle Schmetterlinge kommen herbei, um sich ihr altes Kleid neu auffrischen zu lassen. Der Malermeister hat viele leuchtende Farben, mit denen er die Flügel der Schmetterlinge verschönert. Er malt Kreise, Schlangenlinien, Punkte und Vierecke. Sehr sorgfältig achtet er darauf, dass er jeden Fleck des Schmetterlings mit leuchtenden Farben bemalt. *„Mal du nun deinen Schmetterling bunt an. Achte darauf, dass du keine Stelle vergisst!"*

Hinweise

Wichtig bei dieser Übung ist, dass das liegende Kind die verschiedenen Formen spürt, die der Malermeister auf den Körper malt. Während die Kinder malen, sollte die Spielleitung sie immer wieder an die Formen erinnern!

Überleitung

„Nun habt ihr alle wieder ein frisches, buntes Schmetterlingskleid. Mit dem dürft ihr noch etwas durch den Raum schweben, bevor ihr dann lustige Schmetterlinge bastelt."

– Die Kinder schweben zu leiser Musik durch den Raum. –

Schöne Schmetterlinge (Basteln)

Alter: ab 3 Jahren
Material: 1 weißes A4-Blatt pro Kind, Wasser-, flüssige Fingerfarben oder Cromarfarben, Schürzen oder sonstige Schutzkleidung, Pinsel

Die Kinder falten ihr weißes Papier in der Mitte und klappen es dann wieder auseinander. An der einen Seite des Falzes malen sie die Hälfte eines bunten Schmetterlings auf. Sie achten darauf, dass die Farbe nicht zu trocken ist, sonst lässt sie sich nachher nicht übertragen. Wenn sie ihre Hälfte ausgemalt haben, klappen sie das Papier zu und drücken leicht mit den Handflächen auf. So wird die eine Hälfte des Schmetterlings auf die andere Seite des Papiers gedruckt. Die Kinder falten das Papier auseinander und haben nun einen bunten Schmetterling.

Hinweis

Die Kinder arbeiten hier mit Farben, die sich schlecht auswaschen lassen. Deshalb sollten die Kinder unbedingt einen Malerkittel anziehen.

April

Iwan Igel im Garten von Frau Larin

Viele Tiere verschlafen den Winter fast gänzlich. Sie ziehen sich in warme Höhlen und Nester zurück und warten auf den Einzug des Frühlings. Auch die Igel schlafen den Winter durch und erwachen erst im Frühjahr wieder zu neuem Leben. Mit knurrendem Magen machen sie sich auf die Nahrungssuche.

Im AT lassen sich die Kinder gemeinsam mit Iwan und Isolde, dem Igelpaar, von den ersten Sonnenstrahlen wärmen, bringen ihre steifen Glieder mit einer Igelentspannung in Schwung und genießen eine Massage nach Igelart.

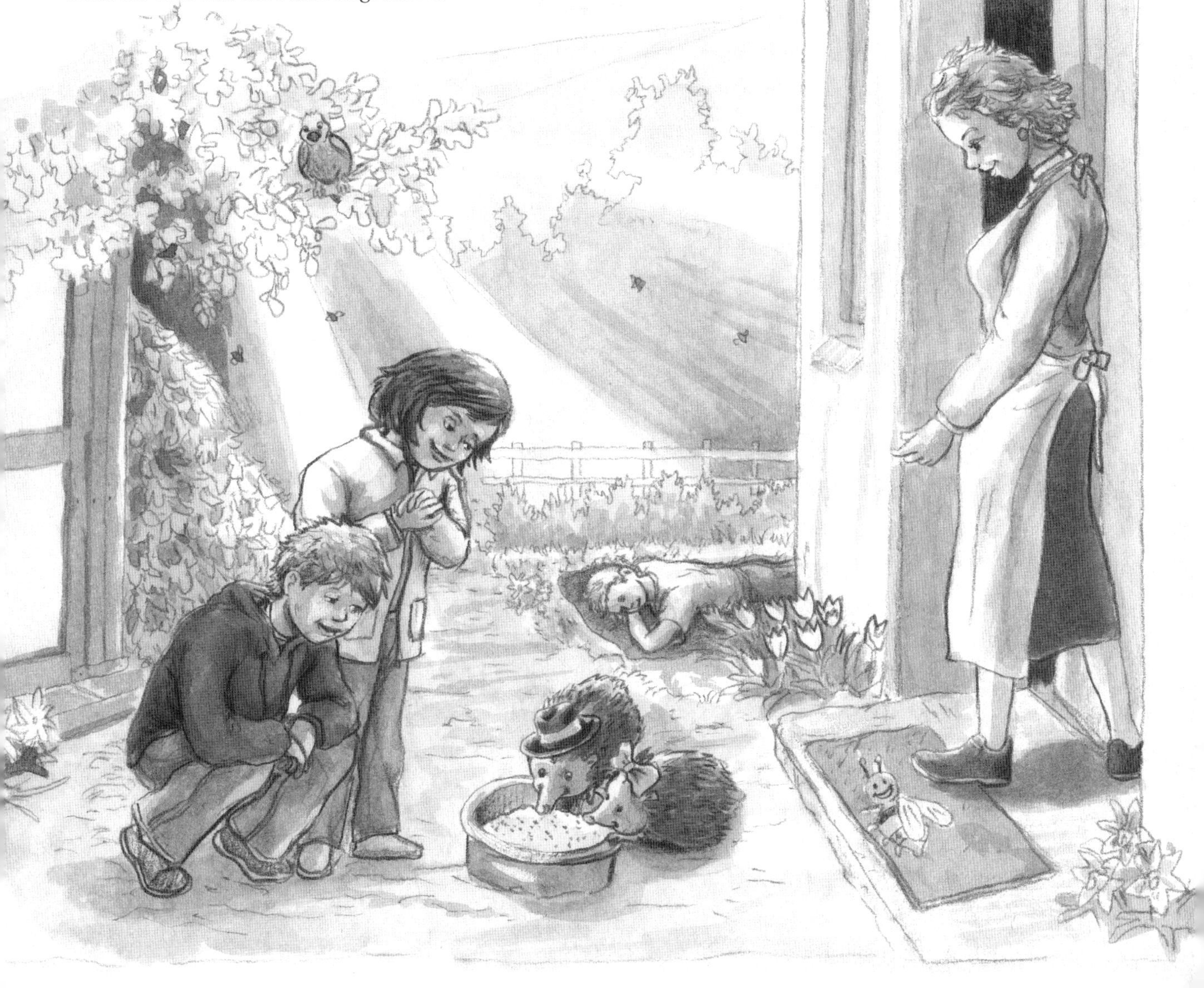

Winterschlaf ade! (AT)

Alter: ab 3 Jahren
Material: 1 Matte und Decke pro Kind, evtl. 1 Igel (Plüsch o. Ä.) als Dekoration

Die Kinder machen es sich auf den Matten bequem, so, wie sie am besten entspannen können – liegend, mit geöffneten oder geschlossenen Augen. Die Spielleitung fordert die Kinder auf, zuerst dreimal tief ein- und auszuatmen, dann wieder normal weiterzuatmen, und liest folgende Geschichte vor:

Iwan, der Igel hat den ganzen kalten Winter in seiner Höhle aus Laub und Zweigen verbracht. Nun aber hält das Frühjahr Einzug und die Tage werden immer wärmer und wärmer. Es ist Zeit für Iwan, aus seinem Winterschlaf zu erwachen. Zuerst blinzelt er nur ein wenig. Es fällt ihm schwer, nach so vielen Wochen des Schlafes die Augen zu öffnen. Auch seine Freundin Isolde möchte überhaupt nicht aufstehen.

(Schwereformel)
Die beiden fühlen sich schwer und müde.
Die Arme und Beine sind schwer.
Schwer und müde liegen sie in ihrer Blätterhöhle.
Sie können sich fast nicht rühren, so schwer fühlen sie sich.

Doch es wird jeden Tag wärmer. Die beiden Igel können den Frühling sogar durch ihr dickes Blätterdach hindurch riechen. Sie schnuppern mit ihren kleinen Stupsnasen. Es riecht nach Blumen, Sonne und nach Futter.

Frau Larin weiß, dass ihre beiden Igel bald aus ihrem Winterschlaf erwachen, und hat ihnen ein Schälchen mit feinem Hackfleisch hingestellt. Diesem Duft können die beiden Igel nicht widerstehen. Sie recken und strecken sich. Langsam und immer noch schwerfällig kriechen sie unter ihrem Laubhaufen hervor. Kaum haben sie ihre Schnäuzchen herausgestreckt, kitzelt sie schon der erste Sonnenstrahl an der Nase.

(Wärmeformel)
Die Sonnenstrahlen wärmen die beiden Igel.
Wohlig warm fühlen sich die ersten Sonnenstrahlen an.
Die goldenen Sonnenstrahlen wärmen die beiden Igel.
Sie spüren, wie die wohlige Wärme sie durchströmt.
Immer wärmer und wärmer wird es Isolde und Iwan.

Gemeinsam wackeln sie zu ihrer Futterschüssel. Sie fressen alles auf und schlecken sogar die Schüssel noch sauber. Danach fühlen sie sich richtig wohl. Gemeinsam legen sie sich auf die Wiese und lassen sich die Sonne auf den Bauch scheinen.

(Sonnengeflecht)
Die Sonnenstrahlen wärmen die Bäuche der Igel.
Ihnen wird wohlig warm.
Sie spüren, wie die Wärme der Sonnenstrahlen in ihre Bäuche strömt.
Immer wärmer und wärmer werden die Bäuche.

Nach dem kalten Winter ist es schön, in der warmen Sonne zu liegen. Die Bienen summen und suchen die ersten Blumen, Käfer krabbeln eilig vorbei und die Vögel zwitschern auf den Bäumen. Nach den langen, dunklen Wintermonaten genießen Iwan und Isolde diese Pracht der Natur. Die Wärme der Sonnenstrahlen und das sanfte Säuseln des Windes machen sie ganz schläfrig.

(Ruheformel)
Ruhig und gleichmäßig streicht der Frühlingswind durch die Wiese.
Die Grashalme schwanken sanft hin und her.
Wie die Wellen des Meeres bewegen sich die Grashalme leicht hin und her.
Der Wind streicht ruhig und gleichmäßig über die Wiese.
Das sanfte Säuseln des Windes wirkt beruhigend und einschläfernd.

Ehe die beiden Igel es bemerken, sind ihnen die Augen zugefallen. Die Sonne wärmt sie, während sie schlafen, und sorgt für schöne Träume. Von was die Igel träumen? Das weiß niemand. – Vielleicht davon, auf goldenen Sonnenstrahlen in den blauen Frühlingshimmel zu klettern. *„Und von was träumst du?"*

Zum Einschlafen hier aufhören!

(Rücknahme)
Langsam wird es auch für dich Zeit, zurückzukehren. Ich zähle jetzt langsam von 3 rückwärts. Bei 0 bist du wieder hellwach und voller Energie:

3 Atme einmal tief durch!
2 Balle die Hände zu Fäusten!
1 Recke und strecke dich!
0 Augen auf und du bist hellwach und voller Energie!

Alle Kinder recken und strecken sich. Sie strampeln mit den Füßen und bewegen die Arme, damit sie wieder richtig wach werden.

Überleitung

„Das war die Geschichte von Iwan, dem Igel. Als Nächstes machen wir alle zusammen eine kleine Igelentspannung. Weil ihr aber nun so lange still wart, dürft ihr so richtig herumtoben. Lauft durch den Raum, schüttelt eure Arme und Beine, damit sie locker werden, und ab und zu könnt ihr einen kurzen, lauten Schrei ausstoßen."

– Die Kinder bekommen Zeit für Bewegung. –

„Ich mache euch jetzt einmal die Igelentspannung vor, danach legt ihr euch wieder alle hin, ich lese die Geschichte vor und ihr macht kräftig mit."

Igelentspannung (PME)

Alter: ab 4 Jahren
Material: 1 Matte pro Kind

Die Kinder liegen mit dem Rücken auf dem Boden, die Arme liegen dicht neben dem Körper und die Beine sind ausgestreckt. Die Spielleitung erzählt folgende Geschichte:

Nach dem langen Winterschlaf fühlen sich die Igel steif und unbeweglich. *„Dagegen müssen wir etwas tun"*, erklärt Iwan. *„Ich finde, wir machen wieder die tollen Übungen, die wir vor dem Winterschlaf auch gemacht haben. Natürlich, die Muskelentspannung!"* Isolde ist begeistert. Die beiden Igel legen sich hin und fangen sofort an.

„Zuerst atmen wir ein paar Mal tief ein und aus", sagt Iwan.
Beide Igel atmen ein paar Mal tief ein und aus.

„Wir beginnen mit den Armen", erklärt Iwan. Zuerst spüren die beiden Igel ihre Arme, wie sie sich anfühlen und wo sie auf dem Boden aufliegen. Isolde kann sogar ihre Finger spüren.

– Zeit zum Spüren –

„Wenn ich ‚jetzt' sage, dann ballen wir die Hände zu Fäusten, winkeln die Unterarme an und drücken die Oberarme auf den Boden", erklärt Iwan.
„Jetzt! 1 … 2 … 3 … 4 … 5 … loslassen!"
Beide Igel lassen ihre Arme locker nach unten sinken.

„Natürlich wiederholen wir es noch einmal, damit es besser wirkt." Iwan ist voll in seinem Element.
„Jetzt! 1 … 2 … 3 … 4 … 5 … loslassen!"
Die Arme der Igel fühlen sich nun locker und entspannt an. Sie genießen eine Weile dieses entspannte Gefühl.

„Nun ist das Gesicht an der Reihe", fällt Isolde ein. Die Igel spüren ihr Gesicht: die Stirn, die Augen, die Nase und den Mund.

– Zeit zum Spüren –

„Sobald ich ‚jetzt' sage, spannen wir das Gesicht an, gerade so, als ob wir in eine Zitrone gebissen haben", sagt Isolde.
„Jetzt! 1 … 2 … 3 … 4 … 5 … loslassen!"
Nun fühlt sich das Gesicht schon viel glatter an. Doch das reicht den beiden Igeln nicht.

„Wir müssen das unbedingt noch einmal wiederholen", meint Isolde.
„Jetzt! 1 … 2 … 3 … 4 … 5 … loslassen!"
Endlich ist das Gesicht entspannt. Iwan genießt das glatte, entspannte Gefühl seines Gesichts noch eine Weile.

„Kommen wir jetzt zu Schultern, Bauch und Po", bestimmt Iwan. Zuerst spüren die beiden Igel ihren Rücken, die Schultern, den Bauch und den Po. Sie fühlen, wo der Rücken und der Po auf dem Boden aufliegen.

– Zeit zum Spüren –

„Auf ‚jetzt' drücken wir die Schultern nach unten, ziehen den Bauch ein und spannen den Po an", sagt Iwan.
„Jetzt! 1 … 2 … 3 … 4 … 5 … loslassen!"
Die Schultern und der Po sinken entspannt nach unten.

„Und natürlich wird auch das wiederholt“, erklärt Iwan.
„Jetzt! 1 … 2 … 3 … 4 … 5 … loslassen!“
Rücken, Schultern, Bauch und Po fühlen sich locker und entspannt an. Der Rücken liegt breit und fest auf dem Boden. Das genießen die beiden Igel eine Weile.

„Zum Schluss sind die Beine an der Reihe“, sagt Isolde. Sie spüren ihre Beine, fühlen, wo sie am Boden aufliegen. Sogar ihre Zehen können sie spüren.

– Zeit zum Spüren –

„Wenn ich ‚jetzt‘ sage, ziehen wir die Zehen zur Nasenspitze und drücken das gestreckte Bein auf den Boden“, kommandiert Isolde.
„Jetzt! 1 … 2 … 3 … 4 … 5 … loslassen!“
Die Beine fühlen sich gleich viel lockerer und entspannter an.

„Also noch einmal“, meint Isolde.
„Jetzt! 1 … 2 … 3 … 4 … 5 … loslassen!“
So locker und entspannt haben sich die Beine schon lange nicht mehr angefühlt, findet Isolde.

Die beiden Igel liegen entspannt und auch etwas müde nebeneinander. Sie fühlen ein leichtes, entspanntes Kribbeln in ihrem ganzen Körper. Es fühlt sich gut an. Gemeinsam träumen sie ein wenig vor sich hin. Von was sie träumen? Vielleicht von unterirdischen Schatzkammern mit funkelnden Schätzen oder einfach nur vom silbernen Mondlicht, das sich in einem See spiegelt. *„Und von was träumst du? Lass dir Zeit!“*

Zum Einschlafen hier aufhören!

(Rücknahme)
Langsam wird es auch für dich Zeit, zurückzukehren. Ich zähle jetzt langsam von 3 rückwärts. Bei 0 bist du wieder hellwach und voller Energie:

3 Atme einmal tief durch!
2 Balle die Hände zu Fäusten!
1 Recke und strecke dich!
0 Augen auf und du bist hellwach und voller Energie!

Alle Kinder recken und strecken sich. Sie strampeln mit den Füßen und bewegen die Arme, damit sie wieder richtig wach werden.

Überleitung

„Das habt ihr toll gemacht. Hat jemand von euch schon einmal einen Igel gesehen? Oder habt ihr einen berührt? Was denkt ihr, fressen die Igel alles?“

– Die Kinder bekommen Zeit zum Erzählen. –

„Weil die Igel so beliebt sind, hat jemand diesen Igelball erfunden. Mit dem kann man herrlich massieren. Jeder sucht sich einen Partner und wir probieren es gleich aus. Am Anfang braucht ihr ein wenig Übung, aber dann klappt es wie am Schnürchen.“

Stachelige Igelmassage

Alter: ab 4 Jahren
Material: 1 Matte für jeweils 2 Kinder, Igelbälle, evtl. Entspannungsmusik

Die Kinder gehen zu zweit zusammen. Ein Kind liegt mit dem Bauch auf einer Matte auf dem Boden. Das andere Kind massiert es mit dem Igelball. Die Spielleitung macht die Kinder darauf aufmerksam, dass sie *„Stop!"* sagen sollen, wenn das massierende Kind zu fest aufdrückt, und startet mit der Übung:

„Bist du schon einmal von einem Igel massiert worden? Noch nicht? Dann wird es aber höchste Zeit!

Nimm deinen Igelball und beginne zwischen den Schultern. Du darfst ruhig etwas fester aufdrücken. Massiere erst den einen Arm entlang bis nach vorne zu den Fingerspitzen und wieder zurück. Lass dir Zeit, so ist es viel schöner!

Danach massierst du den anderen Arm bis nach vorne zu den Fingerspitzen. Schön langsam, nicht zu schnell! Und auch wieder zurück.

Wenn du zwischen den Schultern angelangt bist, massierst du den ganzen Rücken, von oben nach unten und von unten nach oben. Mache es langsam und sorgfältig!

Nun gleitest du hinunter zu einem Bein. Du massierst bis nach unten zu den Füßen. Vergiss auch die Fußsohlen nicht! Bist du unten angelangt, massierst du einfach wieder nach oben.

Fehlt nur noch das zweite Bein. Auch hier massierst du von oben nach unten bis zu den Füßen. Du hast genügend Zeit! Bist du unten angelangt, massierst du wieder bis nach oben.
Und wenn du fertig bist, dann wird getauscht!"

Die Massage kann beliebig oft wiederholt werden. Viele Kinder lassen sich gerne auch mehrmals massieren.

Möglicher Wiederholungssatz am Ende:
„Weil es so viel Spaß gemacht hat, kommen andere Igel hinzu und wollen auch massieren."

Hinweis

Die Spielleitung achtet darauf, dass die Pausen zwischen den einzelnen Texten lang genug sind, damit jedes Kind Zeit hat, das jeweilige Körperteil zu massieren.

Berta Blindschleiche beim Sonnenbaden

Die Kraft der Sonne erweckt im Frühjahr vieles zu neuem Leben. Die Blumen, die Tiere und die Bäume, alles nährt sich von der Kraft der Sonne.
Auch die Blindschleichen brauchen die Sonne, damit sie sich geschmeidig fortbewegen können. Sie liegen oft auf warmen Steinen, damit die Sonne sie von allen Seiten wärmen kann.

Im AT erleben die Kinder gemeinsam mit Berta, der Blindschleiche das Erwachen des steifen Schlangenkörpers, spüren in einer Massage, wie eine Blindschleiche den Frühling genießt, und basteln am Ende noch jede Menge bunte Papierschlangen.

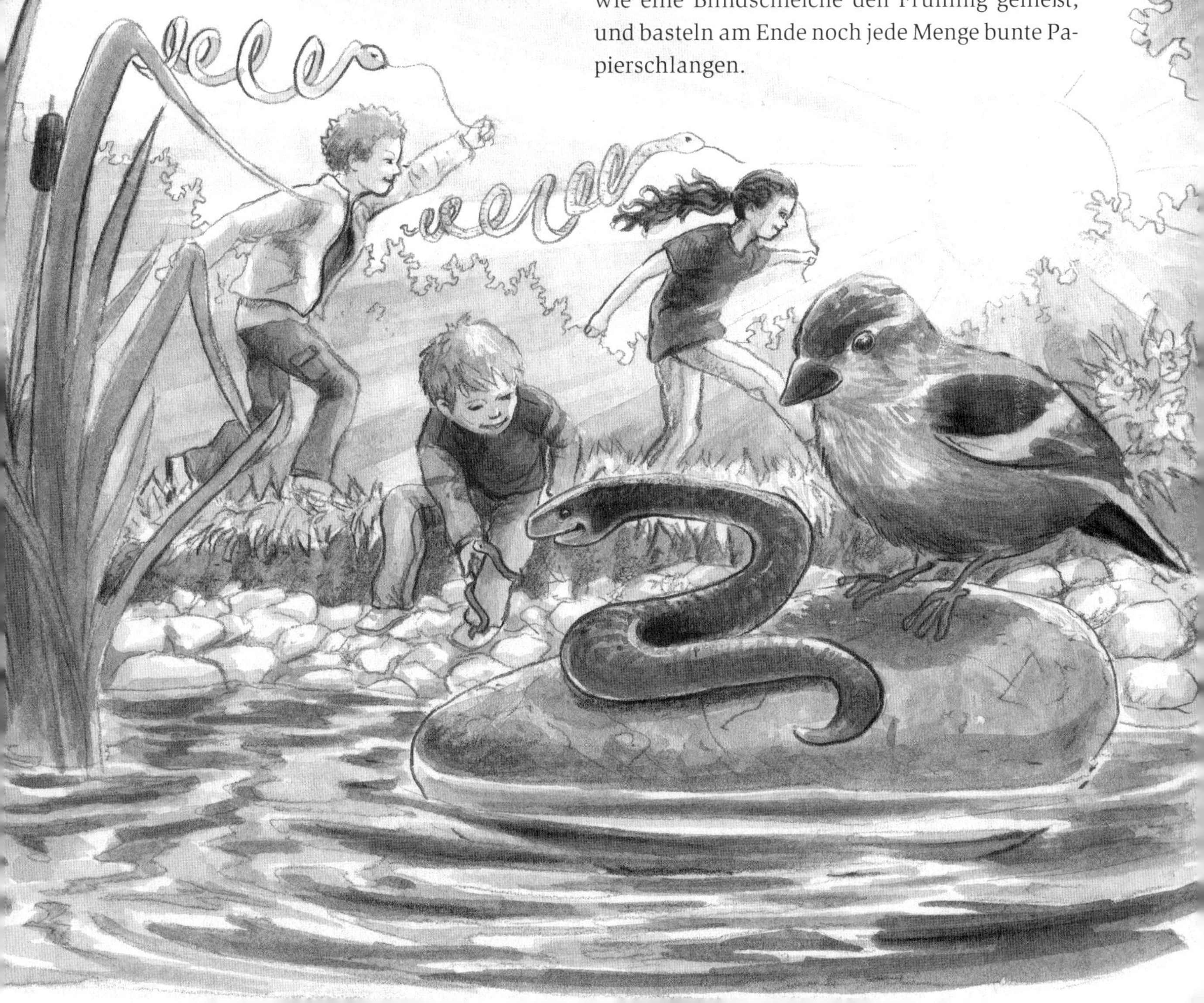

Berta, die Sonnenanbeterin (AT)

Alter: ab 3 Jahren
Material: 1 Matte und Decke für jedes Kind, evtl. ein paar Steine oder Blumen als Dekoration in die Mitte legen

Die Kinder machen es sich auf den Matten bequem, so, wie sie am besten entspannen können – liegend, mit geöffneten oder geschlossenen Augen. Die Spielleitung fordert die Kinder auf, zuerst dreimal tief ein- und auszuatmen, dann wieder normal weiterzuatmen, und liest folgende Geschichte vor:

Die langen, dunklen Wintermonate hat Berta, gemeinsam mit ihren Freundinnen, in einem gemütlichen Erdloch verbracht. Eng aneinandergekuschelt haben sie den ganzen Winter verschlafen. Berta ist eine Blindschleiche und Blindschleichen überwintern mit anderen ihrer Art in Erdlöchern.

Doch nun ist endlich der Frühling da. Im Garten von Frau Larin blühen bereits die Osterglocken. Schwerfällig schlängelt sich Berta zum Ausgang des Erdloches. Mühsam entfernt sie das Moos, das den Eingang bedeckt. Sofort spitzen die ersten hellen Sonnenstrahlen herein. Langsam kriecht Berta nach draußen. Es fällt ihr nicht leicht, sich nach der langen Winterstarre zu bewegen. Erschöpft erreicht sie einen Stein neben dem Gartenteich. Er ist schon warm von der Sonne. Müde ringelt sich Berta zusammen und genießt die Sonnenstrahlen.

(Schwereformel)
Schwer und erschöpft liegt Berta auf dem Stein.
Berta fühlt, wie schwer und fest ihr Körper auf dem Stein liegt.
Entspannt und schwer liegt die Blindschleiche auf dem Stein.
„Kannst du auch so schwer wie Berta sein?“

(Wärmeformel)
Berta spürt die warmen Sonnenstrahlen auf ihrer Haut.
Sie fühlt, wie die wohlig warmen Strahlen tief in sie eindringen und sie wärmen.
Immer wärmer und wärmer wird der kleinen Blindschleiche.
Die wohlige Wärme strömt durch ihren ganzen Körper bis in die Schwanzspitze.
Berta wird wohlig warm.

(Ruheformel)
So früh am Morgen ist es noch ganz still an dem kleinen Gartenteich.
Nur das Zwitschern der Vögel ist zu hören.
Berta genießt die Stille, dabei wird sie ruhig und entspannt sich.

Auch ihre Freundinnen sind aufgewacht und schlängeln sich auf die Steine an dem kleinen Teich. Bald bevölkern viele Blindschleichen die Steine und sonnen sich. Sie tanken neue Energie nach dem langen Winter.

Ein kleiner Spatz fliegt herbei und lässt sich neben Berta nieder. Es ist ihr Freund Tim. Er hat den ganzen Winter in Frau Larins Garten verbracht. Die alte Frau hat Körner ausgestreut, damit er nicht verhungert. Tim und Berta haben sich viel zu erzählen, schließlich haben sie sich lange nicht mehr gesehen. Auch die anderen Blindschleichen hören gebannt zu, wenn Tim von Schnee, Kälte und dem Weihnachtsfest erzählt. Danach sind sich alle einig, es gibt trotz allem nichts Schöneres als die warmen Sonnenstrahlen an einem schönen Frühlingstag.

(Sonnengeflecht)
Berta spürt, wie der Stein von unten ihren Bauch wärmt.
Der Stein hat viel Sonne getankt und gibt sie nun an die kleine Blindschleiche ab.
Ihr Bauch wird immer wärmer und wärmer.
Berta kann spüren, wie die wohlige Wärme in ihren Bauch strömt.

Genießerisch schließt Berta die Augen und träumt ein wenig vor sich hin. Sie träumt davon, einmal so fliegen zu können wie Tim: hoch über den Bäumen zu schweben, die grünen Wipfel unter sich zu sehen und den warmen Frühlingswind zu spüren.

(Ruheformel)
Sanft und gleichmäßig trägt der Wind sie in ihren Träumen dahin.
Gemächlich schwebt sie in den blauen Frühlingshimmel.
Ruhig und gleichmäßig schwebt Berta dahin.

Sie genießt den herrlichen Ausblick, der sich ihr von hier oben bietet. *„Kannst du dir vorstellen, mit Berta zu fliegen? Was würdest du sehen? Lass dir ruhig Zeit!“*

– kurze Pause –

Als Berta die Augen öffnet, liegt sie wieder auf ihrem warmen Stein. Es war ein schöner Traum und Berta weiß, sobald sie die Augen schließt, kann sie überall hinfliegen, wohin sie auch möchte. *„Auch du kannst die schönsten Träume träumen, sobald du die Augen schließt. Probiere es aus und träume noch ein wenig!“*

– kurze Pause –

Zum Einschlafen hier aufhören!

(Rücknahme)
Langsam wird es auch für dich Zeit, zurückzukehren. Ich zähle jetzt langsam von 3 rückwärts. Bei 0 bist du wieder hellwach und voller Energie:

3 Atme einmal tief durch!
2 Balle die Hände zu Fäusten!
1 Recke und strecke dich!
0 Augen auf und du bist hellwach und voller Energie!

Alle Kinder recken und strecken sich. Sie strampeln mit den Füßen und bewegen die Arme, damit sie wieder richtig wach werden.

Überleitung

„Das war die Geschichte von Berta, der Blindschleiche. Hat jemand von euch schon einmal eine Blindschleiche gesehen? Hat jemand von euch schon einmal eine Schlange gesehen oder berührt? Was denkt ihr, wie sich das anfühlt?“

– Die Kinder bekommen Zeit zum Erzählen. –

„Nun wollen wir uns eine kleine Blindschleichenmassage gönnen. Jeder sucht sich einen Partner.“

Blindschleichenmassage

Alter: ab 3 Jahren
Material: 1 Matte für jeweils 2 Kinder

Jeweils zwei Kinder tun sich zusammen. Ein Kind liegt auf dem Bauch oder sitzt mit zugewandtem Rücken vor dem anderen Kind. Dieses massiert den Rücken des Kindes nach Vorgabe der Geschichte. Die Spielleitung liest:

Berta die Blindschleiche ist aus ihrem Winterschlaf erwacht. Sie reckt und streckt sich.
(Hinweis für die Kinder: *„Von oben nach unten mit den Handflächen über den Rücken streichen."*)

Langsam schlängelt sie sich zum Ausgang hin.
(Hinweis für die Kinder: *„Mit gespreizten Fingern von oben nach unten schlängelnd über den Rücken streichen."*)

Sie räumt das Moos weg, das den Eingang verstopft.
(Hinweis für die Kinder: *„Rücken kneten."*)

Dann schlängelt sie sich zum Gartenteich hin.
(Hinweis für die Kinder: *„Mit gespreizten Fingern von oben nach unten schlängelnd über den Rücken streichen."*)

Sie ringelt sich auf einem Stein zusammen.
(Hinweis für die Kinder: *„Mit den Handflächen kreisende Bewegungen auf dem Rücken machen."*)

Dort genießt sie die warmen Sonnenstrahlen.
(Hinweis für die Kinder: *„Fest mit den Handflächen von oben nach unten über den Rücken streichen."*)

Der warme Frühlingswind streichelt sanft die kleine Blindschleiche.
(Hinweis für die Kinder: *„Mit den Handflächen kreisend über den Rücken streichen."*)

Als der Abend kommt, schlängelt sich Berta wieder zurück in ihre Höhle.
(Hinweis für die Kinder: *„Mit gespreizten Fingern von oben nach unten schlängelnd über den Rücken streichen."*)

Dort zwängt sie sich durch das Loch in die Höhle hinein.
(Hinweis für die Kinder: *„Rücken kneten."*)

Sie rollt sich zusammen und träumt bis zum nächsten Morgen.
(Hinweis für die Kinder: *„Mit den Handflächen kreisend über den Rücken streichen."*)

Die Massage kann beliebig oft wiederholt werden. Viele Kinder lassen sich gerne auch mehrmals massieren.

Möglicher Wiederholungssatz am Ende:
„Nun drängen noch andere Blindschleichen heran, um die ersten Sonnenstrahlen zu ergattern."

Nach Ende der Geschichte werden die Rollen getauscht.

Überleitung

„Nachdem ihr nun alle so ausgeruht und entspannt seid, habt ihr genug Energie, um bunte Papierschlangen zu basteln."

Lustige Papierschlangen (Basteln)

Alter: ab 3 Jahren
Material: 1 weißes (oder farbiges) A4-Blatt, Stifte und Scheren für jedes Kind, Klebestifte, verschiedenfarbiges Tonpapier; evtl. Bindfaden

Die Spielleitung legt alle Materialien auf einem Basteltisch aus. Jedes Kind schneidet ungefähr 10 bunte Kreise aus. Diese kleben die Kinder auf ein A4-Blatt auf, sodass sie eine Schlangenform ergeben. Hinten, auf den letzten Kreis, malen sie einen Schwanz auf. In den vorderen Kreis malen sie ein hübsches Schlangengesicht. Schon ist die bunte Papierschlange fertig.

Variante

Es kann auch festeres Tonpapier verwendet werden. Die Kreise werden dann bis zur Hälfte übereinandergeklebt, also nicht auf ein Papier. Nach Fertigstellung wird jeweils am Anfang und am Ende ein Faden durchgezogen und die Schlange lässt sich dann gut aufhängen.

Hinweis

Auf dem bunten Tonpapier sollten bereits viele Kreise (Durchmesser ca. 6 cm) vorgezeichnet werden, damit die Kinder sie einfach ausschneiden können!

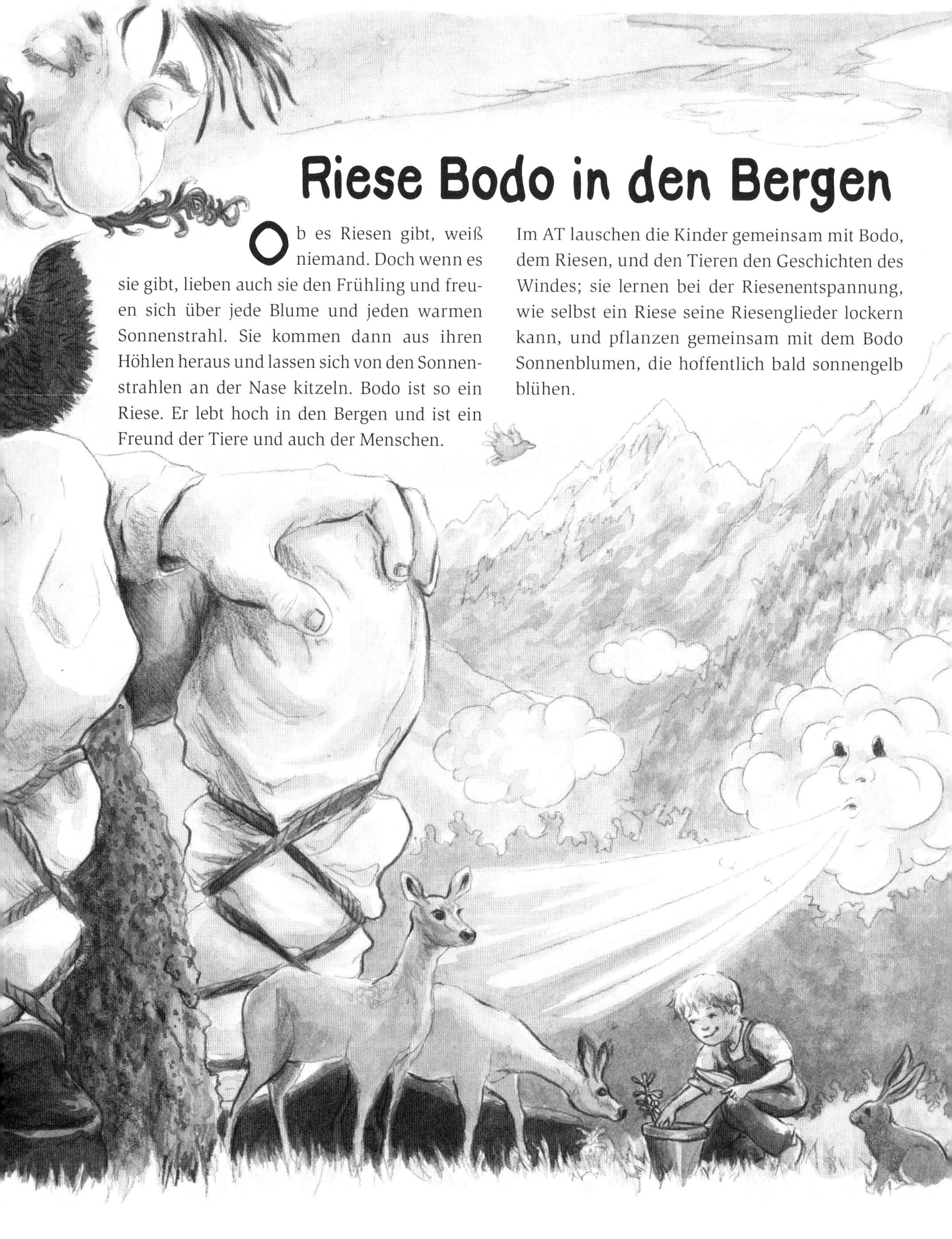

Riese Bodo in den Bergen

Ob es Riesen gibt, weiß niemand. Doch wenn es sie gibt, lieben auch sie den Frühling und freuen sich über jede Blume und jeden warmen Sonnenstrahl. Sie kommen dann aus ihren Höhlen heraus und lassen sich von den Sonnenstrahlen an der Nase kitzeln. Bodo ist so ein Riese. Er lebt hoch in den Bergen und ist ein Freund der Tiere und auch der Menschen.

Im AT lauschen die Kinder gemeinsam mit Bodo, dem Riesen, und den Tieren den Geschichten des Windes; sie lernen bei der Riesenentspannung, wie selbst ein Riese seine Riesenglieder lockern kann, und pflanzen gemeinsam mit dem Bodo Sonnenblumen, die hoffentlich bald sonnengelb blühen.

Bodo auf dem Berg (AT)

Alter: ab 3 Jahren
Material: 1 Matte und Decke pro Kind, evtl. Deko-Tiere oder Blumen als Dekoration

Die Kinder machen es sich auf den Matten bequem, so, wie sie am besten entspannen können – liegend, mit geöffneten oder geschlossenen Augen. Die Spielleitung fordert die Kinder auf, zuerst dreimal tief ein- und auszuatmen, dann wieder normal weiterzuatmen, und liest folgende Geschichte vor:

Hoch in den Bergen, in einer Höhle wohnt der Riese Bodo. Den ganzen Winter hat er in seiner gemütlichen, warmen Riesenhöhle verbracht. Während draußen der Schnee alles in eine weiße, kalte Glitzerlandschaft verwandelt hat, saß Bodo vor seinem warmen Lagerfeuer und knackte Nüsse oder röstete Pilze.
Aber irgendwann ist selbst der kälteste Winter vorbei und das Frühjahr hält Einzug. Während der Schnee dahinschmilzt, strecken die ersten Schneeglöckchen ihre Blüten der Sonne entgegen. Auch Bodo spürt, dass der Frühling naht. Es gefällt ihm, zu beobachten, wie die ersten Blumen und Gräser sprießen. Der Wald um ihn herum wird immer grüner und grüner. Die Vögel zwitschern und die Hasen tollen ausgelassen durch den Wald.

(Wärmeformel)
Während Bodo vor seiner Höhle sitzt, wärmen ihn die Sonnenstrahlen.
Immer wärmer und wärmer wird es dem Riesen. Er genießt es, die Sonnenstrahlen auf seiner Haut zu spüren.
„Hast du auch schon einmal Sonnenstrahlen auf der Haut gespürt? Stell dir vor, wie dich die goldenen Sonnenstrahlen wärmen."

Da kommen ein paar Hasen angehoppelt und lassen sich zu Bodos Füßen nieder. Auch Rita Reh kommt angelaufen und lässt sich bereitwillig von dem Riesen streicheln. Alle Tiere lieben Bodo. Er hat sie den ganzen Winter über nicht vergessen und ihnen immer wieder Futter gebracht. Dafür sind sie ihm sehr dankbar. Nach einer Weile gesellt sich auch der Frühlingswind zu ihnen.

(Ruheformel)
Sein ruhiges und gleichmäßiges Säuseln beruhigt die Tiere.
Ruhig und entspannt sitzen sie vor der Höhle und lassen sich von den Sonnenstrahlen wärmen.
Sie spüren, wie sie immer ruhiger und ruhiger werden.
Ganz ruhig und gleichmäßig streicht der Frühlingswind über die Bäume, Wiesen und Blumen hinweg.

Und während alle ruhig und entspannt vor der Höhle sitzen, erzählt der Frühlingswind eine Geschichte von der Baumfee Arabella, die jedes Jahr dafür sorgt, dass die Bäume neue Triebe bekommen und grünen und blühen.
Mit ihrem warmen Atem haucht sie den Bäumen neue Lebenskraft ein. Fasziniert lauschen die Tiere der Geschichte. Es ist eine wunderschöne Geschichte von einem kleinen Baum, der nicht blühen wollte. Als die Geschichte zu Ende ist, möchten die Tiere gerne eine weitere hören, doch der Wind muss sich verabschieden und weiterziehen.
So bleiben sie noch eine ganze Weile vor der Riesenhöhle sitzen.

(Ruheformel)
Sie genießen die warmen Sonnenstrahlen, die sie an der Nase kitzeln.
Hier, hoch oben auf dem Berg ist es ganz still.
Kein Geräusch ist zu hören, nur das Zwitschern der Vögel und das Rauschen des Waldes.
„Vielleicht kannst auch du das Rauschen der Blätter hören?"

Lange sitzen Bodo und die Tiere noch vor der Höhle, genießen die Sonne und die Stille. Als es Abend wird, gehen alle zurück in ihre Höhlen und Verstecke. Dort kuscheln sie sich zusammen und träumen gemeinsam wunderschöne Träume. Jeder von ihnen träumt seinen eigenen Traum und das ist auch gut so. *„Vielleicht willst auch du jetzt noch ein wenig vor dich hin träumen?"*

Zum Einschlafen hier aufhören!

(Rücknahme)
Langsam wird es auch für dich Zeit, zurückzukehren. Ich zähle jetzt langsam von 3 rückwärts. Bei 0 bist du wieder hellwach und voller Energie:

3 Atme einmal tief durch!
2 Balle die Hände zu Fäusten!
1 Recke und strecke dich!
0 Augen auf und du bist hellwach und voller Energie!

Alle Kinder recken und strecken sich. Sie strampeln mit den Füßen und bewegen die Arme, damit sie wieder richtig wach werden.

Überleitung

„Das war die Geschichte von Bodo, dem Riesen. Als Nächstes machen wir alle zusammen die große Riesenentspannung. Weil ihr aber nun so lange still wart, dürft ihr richtig herumtoben. Lauft durch den Raum, schüttelt eure Arme und Beine, damit sie locker werden, und ab und zu könnt ihr einen kurzen, lauten Schrei ausstoßen."

– Die Kinder bekommen Zeit für Bewegung. –

„Ich mache euch jetzt einmal die Riesenentspannung vor, danach legt ihr euch wieder alle hin, ich lese die Geschichte vor und ihr macht kräftig mit."

Riesenentspannung (PME)

Alter: ab 4 Jahren
Material: 1 Matte pro Kind

Die Kinder liegen mit dem Rücken auf dem Boden, die Arme liegen dicht neben dem Körper und die Beine sind ausgestreckt. Die Spielleitung erzählt folgende Geschichte:

Im Frühjahr hat der Riese Bodo viel zu tun. Er muss nach seinem Riesengarten sehen, den er hinter der Höhle angelegt hat. Dort gräbt er um, setzt neue Pflanzen und gießt sie, damit alles gut wachsen kann. Am Abend ist er oft sehr erschöpft von der Arbeit und ihm tut alles weh. Seine Muskeln sind hart und angespannt. Trotzdem kann er nicht gut einschlafen, weil er nicht so recht müde ist. Doch zum Glück weiß Bodo ein gutes Mittel, um sich zu entspannen und gut schlummern zu können. Er macht seine „Riesenentspannung".

„Du kannst gerne mitmachen. Höre zuerst genau zu, was der Riese Bodo macht und bei ‚jetzt' machst du es genau so nach."

Bodo liegt auf dem Rücken in seinem Bett. Die Arme liegen neben dem Körper. Er atmet ein paar Mal tief ein und aus. Beim Einatmen wird sein Bauch groß und rund, beim Ausatmen ganz flach.
„Atme auch du ein paar Mal tief ein und aus. Höre immer erst zu und bei ‚jetzt' machst du es so nach, wie es vorgesagt wurde."

Bodo ballt die rechte Hand zur Faust, winkelt den Arm an und drückt den Oberarm fest in die Matratze.
„Jetzt! 1 … 2 … 3 … 4 … 5 … loslassen!"
Sofort lässt er die Muskeln locker und legt seinen Arm wieder neben seinen Körper.

Noch einmal tief durchatmen und dann wiederholt er das Ganze.
„Jetzt! 1 … 2 … 3 … 4 … 5 … loslassen!"
Sein rechter Arm ist viel leichter als der linke und das gefällt Bodo. Nun weiß er, dass der rechte Arm entspannt ist.

Und weil der andere sich auch entspannen will, ballt er ebenfalls die linke Hand zur Faust, winkelt den Arm an und drückt den Oberarm fest in die Matratze.
„Jetzt! 1 … 2 … 3 … 4 … 5 … loslassen!"
Bei 5 lässt er locker, der Arm fällt nach unten.

Nachdem er tief durchgeatmet hat, wiederholt er die Übung.
„Jetzt! 1 … 2 … 3 … 4 … 5 … loslassen!"
Beide Arme sind locker und Bodo ist glücklich. Das fühlt sich toll an. Er freut sich darüber, dass sich seine Muskeln entspannen. Eine Weile liegt er ruhig da und spürt seine leichten Arme.

Als Nächstes ist das Gesicht an der Reihe. Erst überlegt Bodo, wie er wohl am besten das Gesicht anspannt. Da kommt ihm eine Idee! Er stellt sich einfach vor, wie er sauren Zitronensaft trinkt.
„Das fällt dir sicher auch nicht schwer. Probiere es aus."
„Jetzt! 1 … 2 … 3 … 4 … 5 … loslassen!"
Das Gesicht ist wieder ganz entspannt.

„Toll", denkt Bodo. „Das mache ich gleich noch einmal."
Gesagt, getan!
„Kannst du es auch noch einmal machen?"
„Jetzt! 1 … 2 … 3 … 4 … 5 … loslassen!"
Sein Gesicht fühlt sich viel glatter an.
Er atmet einmal tief ein und aus und liegt dann eine Weile ruhig da und spürt, wie entspannt sein Gesicht ist.

Fehlen noch Schultern, Bauch und Po. Bodo überlegt kurz. Die Übung ist einfach zu merken. Er drückt die Schultern in den Boden, zieht den Bauch ein und spannt den Po an.
„Probiere es auch aus!"
„Jetzt! 1 … 2 … 3 … 4 … 5 … loslassen!"

Nach der Anstrengung schnauft Bodo erst einmal tief durch. Doch sofort wiederholt er alles.
„Jetzt! 1 … 2 … 3 … 4 … 5 … loslassen!"
Auch seine Schultern, der Bauch und der Po sind jetzt locker. Er genießt es eine Weile.

Was fehlt wohl noch? Die Beine. Das kann Bodo natürlich nicht zulassen. Sonst fühlen sich seine Beine ja benachteiligt. Also will er etwas dagegen tun. Als Erstes ist das rechte Bein an der Reihe. Er zieht die Zehen nach oben zur Nasenspitze und drückt das ausgestreckte Bein fest auf die Unterlage.

„Jetzt! 1 … 2 … 3 … 4 … 5 … loslassen!"
Das rechte Bein ist schon etwas entspannter, aber es könnte noch ein kleines bisschen besser sein.

Also spannt Bodo noch einmal an.
„Jetzt! 1 … 2 … 3 … 4 … 5 … loslassen!"
Bodo wackelt kurz mit den Zehen des rechten Fußes und geht dann weiter zum linken Bein.

Auch das linke Bein will entspannen und ist schon ungeduldig. Also tut ihm Bodo den Gefallen. Er zieht die Zehen nach oben und drückt das Bein fest auf die Unterlage.
„Jetzt! 1 … 2 … 3 … 4 … 5 … loslassen!"

Bodo atmet einmal tief ein und aus. Dann wiederholt er die Übung.
„Jetzt! 1 … 2 … 3 … 4 … 5 … loslassen!"

Der ganze Körper ist entspannt und Bodo fühlt sich wohl. Die Entspannung hat ihm gut getan. Seine Muskeln sind nun leichter und frischer.

Zum Einschlafen hier aufhören!

(Rücknahme)
Langsam wird es auch für dich Zeit, zurückzukehren. Ich zähle jetzt langsam von 3 rückwärts. Bei 0 bist du wieder hellwach und voller Energie:

3 Atme einmal tief durch!
2 Balle die Hände zu Fäusten!
1 Recke und strecke dich!
0 Augen auf und du bist hellwach und voller Energie!

Alle Kinder recken und strecken sich. Sie strampeln mit den Füßen und bewegen die Arme, damit sie wieder richtig wach werden.

Überleitung

„Wie ihr wisst, liebt der Riese Bodo die Tiere und die Natur. Damit ihr euch auch ein bisschen Natur ins Haus oder in den Garten holen könnt, pflanzen wir nun gemeinsam eine Sonnenblume."

Gärtnern mit Riese Bodo

Alter: ab 3 Jahren
Material: Pro Kind 1 Blumentopf mit Löchern an der Unterseite, 1 Untersetzer, 2 Samen für Sonnenblumen (keine hoch wachsenden), Blumenerde

Die Kinder nehmen ihren Blumentopf und füllen ihn mit Erde. Jedes Kind erhält zwei Sonnenblumensamen, die es in eine kleine Mulde in die Blumenerde steckt und mit dieser zudeckt. Die beiden Samen dürfen dabei nicht zu nahe beieinanderliegen, sonst können die Pflanzen sich nicht entfalten. Den Blumentopf stellen die Kinder auf einen Untersetzer. Sie holen Wasser und gießen ihre Samen ein wenig an (Nicht zu viel Wasser!). Gemeinsam mit der Spielleitung stellen sie ihn an einen schönen Sonnenplatz. Wenn dann eine kleine Pflanze sprießt, graben sie in ein Beet ein Loch und setzen die Pflanzen hinein. Gießen nicht vergessen!

Hinweis

Wenn kein Garten zur Verfügung steht, können die Blumen auch in einem Blumentopf bleiben. Allerdings sollte dann für jede Blume ein eigener Topf zur Verfügung stehen. Die Blumen lassen sich auch gut verschenken.

Achtung

Nach dem Einsetzen die Hände gut waschen!

Arabella, die Baumfee

Im Frühling erwacht alles zum Leben: die Büsche, die Bäume, die Tiere und Pflanzen. Gerade die Bäume mit ihren frischen, grünen Blättern und den herrlichen Blüten verleihen dem Frühling einen ganz besonderen Zauber. Es ist die Baumfee, die den Bäumen bei ihrer schweren Aufgabe zur Seite steht und sie unterstützt.

Im AT erleben die Kinder wie Arabella, die Baumfee den Bäumen neues Leben einhaucht und so für viele Tiere ein Zuhause schafft; sie spüren bei der Körperfühlübung einem Baum nach und verwurzeln sich mit ihrem Partner fest in der Erde wie ein Baum.

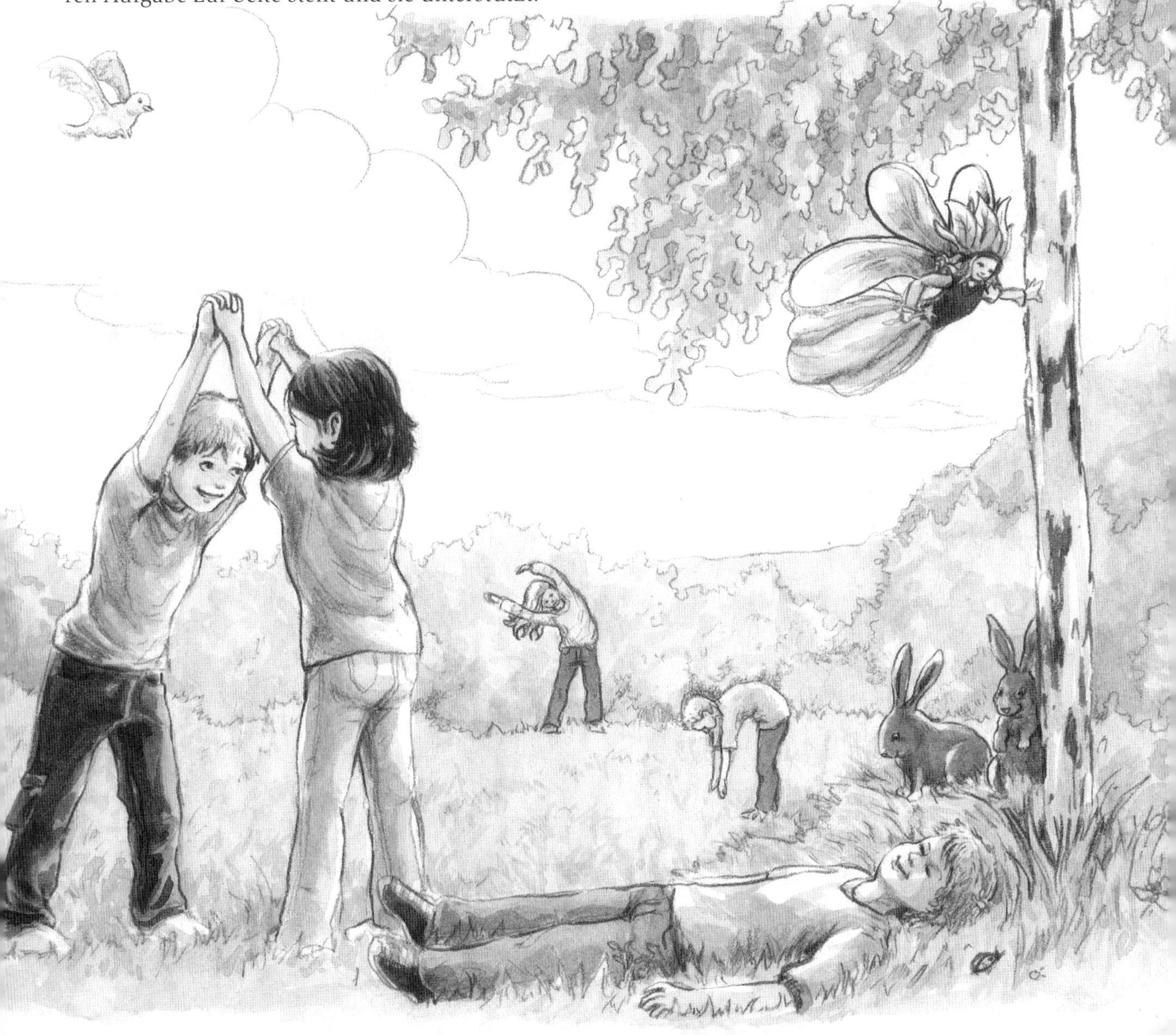

Birkenzauber (AT)

Alter: ab 3 Jahren
Material: 1 Matte und Decke pro Kind, evtl. ein paar Zweige als Dekoration

Die Kinder machen es sich auf den Matten bequem, so, wie sie am besten entspannen können – liegend, mit geöffneten oder geschlossenen Augen. Die Spielleitung fordert die Kinder auf, zuerst dreimal tief ein- und auszuatmen, dann wieder normal weiterzuatmen, und liest folgende Geschichte vor:

Wenn der Schnee geschmolzen ist und die Sonne wieder mehr Kraft hat, dann wird es für die Baumfee Arabella Zeit, ihre Schützlinge zu besuchen. In ihrem seidig schimmernden, grünen Kleid schwebt sie von Baum zu Baum, streicht sanft mit ihren zarten Händen über die Rinde, berührt die kahlen Zweige und haucht dem Baum mit ihrem warmen Atem wieder neues Leben ein.

(Schwereformel)
Am Anfang sind die Zweige des Baumes noch schwer und träge.
Schwer hängen die Zweige nach unten.
Der Baum fühlt sich müde und schwer.

Doch nach dem Besuch der Baumfee fühlt er sich auf einmal voller Lebensenergie.

(Wärmeformel)
Der wohlig warme Atem der Fee strömt durch ihn hindurch.
Wie ein warmer Strahl fließt der Atem bis in die Spitzen seiner Zweige.
Alles an ihm wird warm und lebendig.
Er spürt neue Kraft und Energie in sich.
„Stell dir vor, auch du bist ein Baum und die warme Feenenergie fließt direkt in dich hinein.“

– kurze Pause –

So zieht die Fee von Baum zu Baum und schenkt ihnen neue Lebensenergie und Kraft. Die Bäume recken und strecken sich unter ihren zarten Händen. Doch eine kleine Birke lässt immer noch ihre Zweige hängen. Traurig und klein steht sie da. „Was hast du denn, kleine Birke?“, fragt Arabella. „Warum bist du so traurig und lässt deine Zweige hängen?“ „Ich fühle mich so einsam“, jammert die kleine Birke. Und tatsächlich, sie steht ganz alleine da. Um sie herum ist kein anderer Baum zu sehen.

Arabella denkt nach, wie sie der Birke helfen kann. Sie ruft ihren Freund, den Wind zu Hilfe. „Natürlich kann ich dir helfen, liebe Baumfee“, säuselt er. Er breitet seine Windflügel aus und fliegt davon. Nach einer Weile kehrt er zurück, aber nicht alleine. Ihm folgen drei Vogelpaare. Fröhlich zwitschernd lassen sie sich auf den Zweigen der Birke nieder und beginnen sofort, ihr Nest zu bauen. Auch eine Hasenfamilie kommt angehoppelt und bezieht den Bau unter den Wurzeln der kleinen Birke. Diese ist überglücklich. „Vielen Dank, liebe Baumfee und lieber Wind für alles.“

Nun spürt auch die Birke, wie sie immer kräftiger und kräftiger wird. Sie reckt und streckt ihre Zweige.

(Ruheformel)
Der Wind kommt sie oft besuchen und streicht ruhig und gleichmäßig durch ihre Blätter.
Sanft wie ein Hauch streicht er durch die Blätter.
Dann werden die Vögel in ihren Nestern ganz ruhig und lauschen dem Säuseln des Windes.
Es ist ein angenehmes Gefühl, wenn er mit seinen warmen Windhänden die Blätter streichelt.

Hier fühlen sich alle wohl. Die kleine Birke ist nicht mehr allein, die Vogelpaare haben ein schönes Zuhause gefunden und die Hasen fühlen sich sicher und geborgen unter den Wurzeln des Baumes. Und als die kleinen Vögelchen schlüpfen und die Hasenjungen auf der Wiese herumtollen, wird der Birke ganz warm vor Freude.

(Sonnengeflecht)
Sie fühlt, wie eine wohlige Wärme sich von ihrem Bauch aus ausbreitet.
Vor Freude wird der Birke ganz warm.
Eine wohlige Wärme durchströmt die Birke.

„Ist auch dir schon einmal vor Freude richtig warm geworden?
Über was würdest du dich so sehr freuen, dass dir warm wird? Vielleicht über einen schönen Nachmittag mit deinen Freunden, einen Tag am Meer oder möchtest du einmal zu den Sternen fliegen.
In deinen Träumen kannst du gehen, wohin du willst.
Träume noch eine Weile von deinem liebsten Wunsch."

– kurze Pause –

Zum Einschlafen hier aufhören!

(Rücknahme)
Langsam wird es auch für dich Zeit, zurückzukehren. Ich zähle jetzt langsam von 3 rückwärts. Bei 0 bist du wieder hellwach und voller Energie:

3 Atme einmal tief durch!
2 Balle die Hände zu Fäusten!
1 Recke und strecke dich!
0 Augen auf und du bist hellwach und voller Energie!

Alle Kinder recken und strecken sich. Sie strampeln mit den Füßen und bewegen die Arme, damit sie wieder richtig wach werden.

Überleitung

„Das war die Geschichte von Arabella, der Baumfee. Was für Bäume kennt ihr denn? Welche Bäume tragen Früchte, die man essen kann? Was für Früchte würdet ihr euch denn auf den Bäumen wünschen, vielleicht Gummibären?"

– Die Kinder bekommen Zeit zum Erzählen. –

„Nun dürft ihr nachfühlen, wie sich so ein starker Baum fühlt."

Stark wie ein Baum (Körperfühlübung)

Diese Übung dient dazu, den Kindern ein Gefühl für die aufrechte Haltung zu geben, sie aber auch ihre Wurzeln spüren zu lassen.

Alter: ab 3 Jahren

Die Spielleitung kommt mit den Kindern in der Raummitte zusammen. Die Kinder verteilen sich so im Raum, dass sie die Spielleitung gut sehen können und genug Platz haben, um sich nicht gegenseitig nicht ins Gehege zu kommen. Die Spielleitung erzählt folgende Entspannungsgeschichte und macht dabei die einzelnen Bewegungen vor:

1. Schritt: *„Alle stehen mit nach vorne gebeugtem Oberkörper da. Die Hände baumeln nach unten in Richtung Füße."*
Nach dem Winter fühlt sich der Baum müde und schwer. Seine Zweige hängen tief nach unten. Er fühlt, wie schwer seine Zweige sind.

2. Schritt: *„Alle richten sich während der Übung immer weiter auf. Die Arme bewegen sich langsam nach oben."*
Da kommt die Baumfee Arabella und berührt ihn mit ihren warmen Frühlingshänden. Er fühlt, wie seine Zweige immer leichter werden und sich langsam nach oben strecken.

3. Schritt: *„Alle richten sich während der Übung immer weiter auf, bis die Arme schließlich weit nach oben gestreckt sind."*
Immer weiter strecken sich die Zweige des Baumes nach oben. Der Baum fühlt sich leicht und fröhlich.

4. Schritt: *„Alle atmen ein paar Mal tief ein und aus."*
Der Baum atmet ein paar Mal tief ein und aus. Sogar das Atmen fällt ihm leichter, wenn er aufrecht steht.

5. Schritt: *„Alle wiegen sich mit gestreckten Armen leicht hin und her."*
Sanft streicht der Frühlingswind durch die Zweige des Baumes. Sie wiegen sich leicht hin und her.

6. Schritt: *„Alle biegen sich so weit, wie sie können, nach allen Seiten."*
Auf einmal kommt ein Sturm auf. Die Zweige biegen sich fast bis zum Boden. Aber der Stamm bleibt fest mit der Erde verwurzelt. Er fällt nicht um.

7. Schritt: *„Alle biegen sich immer weiter nach unten."*
Der Regen setzt ein und die dicken Tropfen platschen auf die Zweige des Baumes. Immer tiefer sinken die Zweige, sie berühren fast den Boden, doch der Stamm steht immer noch fest in der Erde verwurzelt da.

8. Schritt: *„Alle wiegen sich nur noch langsam hin und her."*
Der Sturm lässt langsam nach und auch der Regen hört auf.

9. Schritt: *„Alle schütteln ihre Arme."*
Der Baum schüttelt seine Zweige, damit sie schneller trocknen.

10. Schritt: *„Alle strecken noch einmal ihre Hände ganz weit nach oben."*
Bald spitzt die Sonne wieder hinter den Wolken hervor und der Baum reckt und streckt sich den warmen Sonnenstrahlen entgegen.

11. Schritt: *„Alle stehen mit hochgestreckten Armen da, wenden das Gesicht nach oben und genießen die Sonne."*
Dem Baum wird ganz warm und er genießt die Sonnenstrahlen auf seinen Zweigen.

Hinweis

Am besten ist es, die Übung zweimal hintereinander durchzuführen, damit sie sich bei den Kindern besser einprägt.

Überleitung

„Ihr wart alle ganz tolle Bäume. Als Nächstes bilden immer zwei Kinder zusammen einen Baum. Jeder sucht sich einen Partner."

Verwurzelt wie ein Baum (Partnerübung)

Kinder brauchen Wurzeln. In dieser Übung lernen sie, fest verwurzelt auf dem Boden zu stehen. Der Baum ist ein gerne gewähltes Entspannungsmotiv, weil er Stärke, Kraft, aber auch Ruhe ausstrahlt.

Alter: ab 5 Jahren

Jeweils zwei Kinder bilden eine Gruppe. Die Zweiergruppen verteilen sich so im Raum, dass sie sich nicht gegenseitig behindern und die Spielleitung gut sehen können. Die Spielleitung macht die Übung zunächst einmal mit einem Kind vor: Beide stehen sich in etwa einem halben Meter Abstand gegenüber. Sie strecken die Hände nach vorne und drücken die Handflächen fest aneinander. Sie bilden zusammen einen Baum. Die Kinder machen die Übung zu folgender Geschichte nach:

1. Schritt: *„Alle drücken ihre Hände fest in die Hände des Partners und strecken die Arme nach oben."*
Der Baum streckt seine Zweige hoch nach oben, so hoch, wie er kann.

2. Schritt: *„Alle wiegen sich leicht hin und her."*
Nun kommt ein leichter Wind auf. Die Zweige wiegen sich sanft hin und her.

3. Schritt: *„Alle wiegen sich stärker hin und her."*
Immer stärker wird der Wind.

4. Schritt: *„Alle biegen sich, so weit es geht, nach allen Seiten."*
Es kommt ein heftiger Sturm auf. Die Zweige biegen sich immer weiter nach unten.

5. Schritt: *„Alle wiegen sich noch immer stark hin und her."*
Jetzt fängt es auch noch an, zu regnen. Immer stärker prasselt der Regen herab.

6. Schritt: *„Die Bewegungen werden langsamer."*
Langsam flaut der Sturm ab und auch der Regen wird immer weniger.

7. Schritt: *„Alle schütteln ihre Arme. Die Handflächen bleiben beieinander."*
Als der Regen aufhört, schüttelt der Baum seine Zweige aus.

8. Schritt: *„Alle strecken die Arme so weit wie möglich nach oben."*
Die Sonne spitzt hinter den Wolken hervor und der Baum reckt seine Zweige den warmen Sonnenstrahlen entgegen.

9. Schritt: *„Alle wenden ihr Gesicht nach oben, der ‚Sonne' zu."*
Dem Baum wird es wohlig warm und er genießt die Sonnenstrahlen.

Hinweis

Während der Übung achtet die Spielleitung darauf, dass die Kinder ihre Handflächen zusammen lassen und die Füße fest auf dem Boden stehen bleiben.

Anhang

Register

Autogenes Training (AT)

~ Berta, die Sonnenanbeterin 62
~ Birkenzauber 72
~ Blüh, Bruno, blüh! 21
~ Bodo auf dem Berg 67
~ Das einsame Buschwindröschen 16
~ Der kleine Osterhase 38
~ Fleißiger Nestbau 33
~ Miguel entdeckt die Welt 27
~ Pusteblume flieg! 48
~ Winterschlaf ade! 56
~ Zilly im Frühlingsrausch 52
~ Zwei mutige Tulpen 43

Progressive Muskelentspannung (PME)

~ Baumentspannung 22
~ Hasenentspannung 39
~ Igelentspannung 58
~ Malerwerkstatt (Körperfühlübung) . . . 53
~ Maulwurfsentspannung 28
~ Riesenentspannung 68
~ Stark wie ein Baum (Körperfühlübung) 73
~ Verwurzelt wie ein Baum (Partnerübung) 75

Massage und Meditation

~ Blindschleichenmassage 64
~ Buschwindröschenmassage 18
~ Kirschbaummassage 25
~ Meditation mit Erde 31
~ Moosmeditation 19
~ Nestbau-Massage 34
~ Pusteblumenmassage 49
~ Stachelige Igelmassage 60
~ Tulpenmassage 45

Basteln, Kochen und Co.

~ Bunte Frühlingsblumen (Basteln) . . . 46
~ Frühlingssuppe (Kochen) 36
~ Gärtnern mit Riese Bodo 70
~ Hasen fangen (Spielen) 41
~ Kartoffeln mit Frühlingsquark (Kochen) 50
~ Lustige Hasengesichter (Basteln) 41
~ Lustige Papierschlangen (Basteln) . . . 65
~ Schöne Schmetterlinge (Basteln) 54

Die Autorin

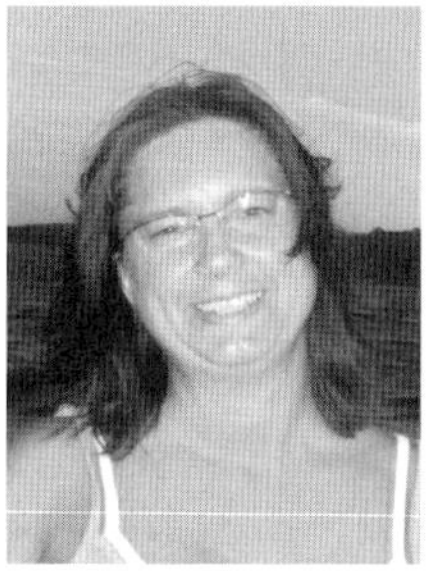

Mirjam Rögner-Schneider wurde 1970 geboren, ist verheiratet und hat drei Töchter. Sie ist Heilpraktikerin für Psychotherapie und Entspannungstherapeutin.
In ihrer eigenen Praxis arbeitet sie sowohl mit Erwachsenen als auch mit Kindern und Jugendlichen. Die Arbeit umfasst außer dem Gebiet der Psychotherapie vor allem Entspannungsverfahren. Diese werden sowohl im Einzeltraining als auch in Gruppenkursen angeboten. Außerdem hält sie Vorträge über Entspannung in Schulen und Kindergärten, aber auch in Vereinen und in ihrer eigenen Praxis.

Der Illustrator

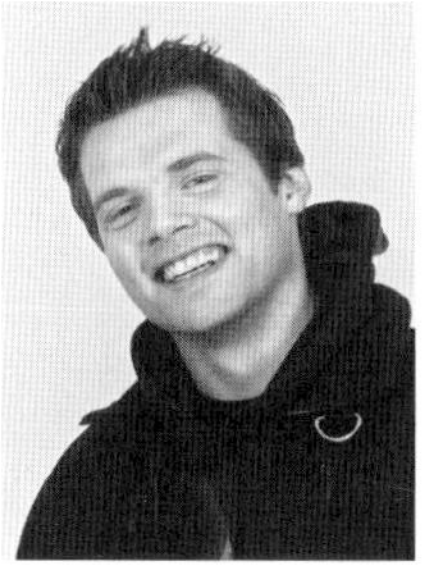

Marc Robitzky, geboren 1973, lebt mit seiner Frau und zwei Kindern in Aschaffenburg. Er zeichnet seit seinem zehnten Lebensjahr Comics und arbeitete schon während der Schulzeit als beauftragter Illustrator / Graffitikünstler.
Er studierte an der Hamburger Technischen Kunstschule sowie an der Frankfurter Akademie für Kommunikation und Design, an der er 1999 mit Diplom (Fachbereich Illustration) abschloss.
Seitdem ist Marc Robitzky als freiberuflicher Illustrator / Kommunikationsdesigner für verschiedene Verlage, Werbeagenturen und Firmen tätig. Für den Ökotopia Verlag illustrierte er zuletzt den Titel „Rangeln, Regeln, Rücksicht nehmen" der Autorin Annegret Frank.